Cerebral Dural
Arteriovenous Fistulas

硬脑膜动静脉瘘

原著　[美] Bradley A. Gross

　　　[美] Felipe C. Albuquerque

　　　[美] Brian T. Jankowitz

　　　[美] Cameron G. McDougall

主审　赵元立　张鸿祺　刘建民

主译　郭　庚　洪　韬　李　强

中国科学技术出版社

·北 京·

图书在版编目（CIP）数据

硬脑膜动静脉瘘 / (美) 布拉德利·A. 格罗斯 (Bradley A. Gross) 等原著；郭庚，洪韬，李强主译. — 北京：中国科学技术出版社，2024.6

书名原文：Cerebral Dural Arteriovenous Fistulas

ISBN 978-7-5236-0472-4

Ⅰ. ①硬… Ⅱ. ①布… ②郭… ③洪… ④李… Ⅲ. ①脑血管疾病—动脉疾病—畸形 ②脑血管疾病—静脉疾病—畸形 Ⅳ. ①R743.4

中国国家版本馆 CIP 数据核字 (2024) 第 043802 号

著作权合同登记号：01-2023-4921

策划编辑	丁亚红　孙　超
责任编辑	丁亚红
文字编辑	陈　雪
装帧设计	佳木水轩
责任印制	李晓霖

出　　版	中国科学技术出版社
发　　行	中国科学技术出版社有限公司发行部
地　　址	北京市海淀区中关村南大街 16 号
邮　　编	100081
发行电话	010-62173865
传　　真	010-62179148
网　　址	http://www.cspbooks.com.cn

开　　本	710mm×1000mm　1/16
字　　数	179 千字
印　　张	9.5
版　　次	2024 年 6 月第 1 版
印　　次	2024 年 6 月第 1 次印刷
印　　刷	北京盛通印刷股份有限公司
书　　号	ISBN 978-7-5236-0472-4/R·3199
定　　价	128.00 元

（凡购买本社图书，如有缺页、倒页、脱页者，本社发行部负责调换）

版权声明

注　意

本书涉及领域的知识和实践标准在不断变化。新的研究和经验拓展我们的理解，因此须对研究方法、专业实践或医疗方法作出调整。从业者和研究人员必须始终依靠自身经验和知识来评估和使用本书中提到的所有信息、方法、化合物或本书中描述的实验。在使用这些信息或方法时，他们应注意自身和他人的安全，包括注意他们负有专业责任的当事人的安全。在法律允许的最大范围内，爱思唯尔、译文的原文作者、原文编辑及原文内容提供者均不对因产品责任、疏忽或其他人身或财产伤害及 / 或损失承担责任，亦不对由于使用或操作文中提到的方法、产品、说明或思想而导致的人身或财产伤害及 / 或损失承担责任。

译者名单

主　　审　赵元立　张鸿祺　刘建民

主　　译　郭　庚　洪　韬　李　强

副主译　任叶青　陈晓霖　张洪钿

学术秘书　吴勇强　陈　阳

译　　者　（以姓氏汉语拼音为序）

陈晓霖　首都医科大学附属北京天坛医院

陈　阳　山西医科大学第一医院

陈　玉　首都医科大学附属北京天坛医院

郭　庚　山西医科大学第一医院

洪　韬　首都医科大学宣武医院

康　帅　首都医科大学附属北京天坛医院

李　强　上海长海医院

李瑞楠　首都医科大学附属北京天坛医院

李　轶　上海交通大学医学院附属第九人民医院

李子傲　山西医科大学第一医院

刘建民　上海长海医院

吕　明　首都医科大学附属北京天坛医院

马　力　美国匹兹堡大学医学中心

任叶青　首都医科大学宣武医院

孙力泳　首都医科大学宣武医院

王　昊　首都医科大学附属北京天坛医院

王明宇　山西医科大学第一医院

王小刚　山西医科大学第一医院

吴勇强　山西医科大学第一医院

徐　涛　上海长征医院

杨　彪　山西医科大学第一医院

叶　迅　首都医科大学附属北京天坛医院

张洪钿　中国人民解放军总医院第七医学中心

张鸿祺　首都医科大学宣武医院

张华楸　华中科技大学同济医学院附属同济医院

张明铭　中南大学湘雅二医院

张文举　山西医科大学第一医院

张　炘　南方医科大学珠江医院

赵　兵　上海交通大学医学院附属仁济医院

赵元立　北京协和医院

内容提要

　　本书引进自 ELSEVIER 出版集团，是一部全面聚焦硬脑膜动静脉瘘的著作。著者先概要介绍了硬脑膜动静脉瘘的基本情况，再从解剖学、神经影像学角度讲解了疾病的自然病程，然后详细介绍了硬脑膜动静脉瘘的各种治疗方法，还特别对颈内动脉海绵窦瘘进行了重点阐述。本书内容实用，阐释简明，精选大量高清影像和彩色手术图片，系统阐述了硬脑膜动静脉瘘诊疗领域的完整知识体系和前沿研究进展，既可作为血管神经外科医生和相关研究人员的指导用书，又可供经验丰富的专家学者了解该领域的新进展。

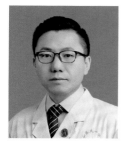

郭 庚

医学博士，博士后，主任医师，教授，硕士研究生导师，博士后合作导师，山西医科大学第一医院急诊医学中心主任兼脑血管病中心主任，山西医科大学脑血管病研究中心主任。国家卫健委百万减残工程专家委员会委员，中华医学会神经外科学分会青年委员会委员，中华医学会神经外科学分会脑血管病学组委员，中国研究型医院学会脑血管病专业委员会委员兼青年委员会常务委员，中国老年医学学会脑血管病分会常务委员，山西省卒中学会副会长，山西省医学会急诊医学专业委员会副主任委员，山西省医师协会急诊医师分会候任会长，山西省医学会神经外科学分会委员兼青年委员会副主任委员，山西省医师协会神经外科医师分会委员兼副总干事，9 种学术期刊编委及审稿专家。山西省学术技术带头人，山西省首批"三晋英才"拔尖骨干人才，山西省首届青年医师奖获得者，山西省五一劳动奖章获得者，山西省"四个一批"医学科技创新人才，山西省高等学校"131"领军人才，山西省高等学校优秀青年学术带头人，山西省向上向善好青年。主持国家自然科学基金、中国博士后科学基金等 11 项课题项目。以第一完成人身份获山西省科技进步二等奖、三等奖各 1 项。近年来，发表学术论文 70 余篇，其中 30 篇被 SCI 收录。主编主译著作 6 部，参编 5 部。

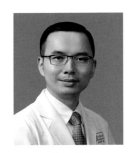

洪 韬

医学博士，主任医师，教授，博士研究生导师，首都医科大学宣武医院副院长。国家卫健委能力建设和继续教育神经外科学专家委员会秘书长，中华医学会神经外科学分会青年委员，*Journal of NeuroInterventional Surgery*、*American Journal of Neuroradiology*、*Clinical neuroradiology*、《中国脑血管病杂志》等学术期刊编委或审稿专家。入选国家自然科学基金优秀青年科学基金、北京市百千万人才工程、首都医科大学青年学者等人才计划，北京市青年联合会委员。获首都卫生健康十大"未来之星"、北京市青年榜样等荣誉称号。主持各级科研项目 7 项。近年来，以第一作者或通讯作者（含共同作者）身份被 SCI 期刊收载学术论文 18 篇，其中发表于 *The New England Journal of Medicine*、*BRAIN*、*JAMA Neurology* 等高影响力期刊 8 篇、封面文章 2 篇。

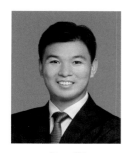

李 强

医学博士，副主任医师，副教授，硕士研究生导师，加州大学旧金山分校访问学者，上海长海医院脑血管病中心副主任。国家卫健委脑卒中筛查与防治工程优秀中青年专家，国家卫健委能力建设和继续教育神经介入专家委员会委员，中国医师协会介入医师分会神经介入学组副组长，中华医学会急诊医学分会出血学组委员，中国中西医结合学会神经外科专委会委员，上海市医学会神经外科分会委员，上海卒中学会理事。获世界介入神经放射学联合会大会一等奖 1 次、省部级奖励 5 项。承担国家自然科学基金 2 项、省部级课题 6 项。发表学术论文 100 余篇。

译者前言

  硬脑膜动静脉瘘是颅内血管畸形中较为少见的一种。近年来，随着脑科学的发展和神经影像技术的进步，临床上发现了越来越多的硬脑膜动静脉瘘病例。因其临床表现复杂多样，并可能导致出血性脑卒中等严重后果，故血管神经外科医师需不断更新知识，以掌握最新的诊疗理念和技术。

  但目前专研硬脑膜动静脉瘘这一疾病的著作屈指可数，故本书英文版一经问世，就迅速获得全球诸多同道的追捧和好评，被公认为一部不可多得的聚焦于硬脑膜动静脉瘘的实用专著。本书由业界权威的硬脑膜动静脉瘘专家共同编写，主创之一 McDougall 博士是约翰斯·霍普金斯大学医学院血管神经外科前任主任、美国神经介入外科学会前任主席，且同时获得了英国皇家外科学院和美国神经外科委员会的专业认证，是世界脑血管介入治疗领域的著名专家；另一位主创 Gross 博士则任职于专门研究硬脑膜动静脉瘘的国际联盟机构，其在脑血管病专业建树颇丰。

  全书共 10 章，涵盖了硬脑膜动静脉瘘诊疗领域的完整知识体系和前沿研究进展。著者先对硬脑膜动静脉瘘进行了简明介绍和历史回顾，从解剖学角度进行了深入剖析，再通过神经影像学理清诊断思路，进而讲解疾病的自然病程，然后详细介绍了硬脑膜动静脉瘘的全部治疗方法，包括血管内治疗中的经动脉入路栓塞、经静脉入路栓塞，外科治疗，外科与血管内复合治疗及放射外科治疗，还特别针对颈内动脉海绵窦瘘进行了重点阐述。本书条理清楚，层次分明，精选了大量高清影像和彩色手术图片，对具有一定临床基础的青年医师或经验丰富的专家教授都颇有参考价值。

  我们心怀敬畏翻译了本书，希望可以将原著本意传达给国内同道。翻译工作是一种再创造，我们在吃透原著精髓、反复咀嚼之后，结合国内实践经验和语言习惯，力求译文语意准确、通达。在此，衷心感谢各位译者在繁忙的临床工作之余圆满完成了翻译和审校工作。由于中外术语规范及语言表达习惯有所不同，中文翻译版中可能遗有不妥之处，敬请各位同道和广大读者不吝赐教。

目　录

第 1 章　硬脑膜动静脉瘘概述及回顾 ················· 001

　　一、历史回顾 ····························· 002

　　二、Djindjian 分型 ························· 003

　　三、从硬脑膜动静脉畸形到硬脑膜动静脉瘘 ······ 005

第 2 章　解剖学基础 ···························· 007

　　一、动脉解剖学 ························· 007

　　二、瘘的定位 / 静脉解剖学 ················· 021

第 3 章　神经影像和诊断 ······················· 029

　　一、临床表现 ··························· 029

　　二、神经影像和诊断 ····················· 032

第 4 章　硬脑膜动静脉瘘的自然病史 ·············· 042

　　一、临床表现 ··························· 044

　　二、静脉扩张 ··························· 044

　　三、研究结果汇总 ······················· 045

　　四、结语 ······························· 047

第 5 章　经动脉入路栓塞 ······················· 049

　　一、手术方式的选择 ····················· 050

　　二、栓塞剂性能及选择 ··················· 051

　　三、操作细节 ··························· 052

　　四、结果 ······························· 053

五、并发症 ·· 054

六、病例分析 ·· 055

第 6 章　经静脉入路栓塞治疗硬脑膜动静脉瘘 ············· 070

一、历史回顾 ·· 070

二、概览和指征 ·· 071

三、技术细节 ·· 072

四、临床病例 ·· 073

第 7 章　颈内动脉海绵窦瘘 ·· 085

一、疾病介绍及相关解剖 ·· 085

二、CCF 的分类与病因 ·· 085

三、临床表现 ·· 087

四、影像诊断 ·· 088

五、CCF 的治疗 ·· 089

六、结果和预后 ·· 096

第 8 章　颅内硬脑膜动静脉瘘的外科治疗 ·················· 100

一、外科手术适应证 ·· 101

二、dAVF 的分型及治疗方式 ····································· 103

三、幕上 dAVF ·· 104

四、颅后窝 dAVF ·· 112

第 9 章　复合手术治疗 ··· 119

一、钻孔经静脉窦入路 ··· 119

二、钻孔或开颅经引流静脉入路 ································· 120

三、直接静脉穿刺 ··· 122

四、开颅经动脉入路 ·· 125

第 10 章　硬脑膜动静脉瘘的放射外科治疗 ················· 129

　一、适应证和患者的选择 ················· 129

　二、放射外科技术 ················· 130

　三、典型病例 ················· 131

　四、后续策略 ················· 132

　五、临床和血管造影结果 ················· 133

　六、SRS 术后出血率 ················· 135

第1章　硬脑膜动静脉瘘概述及回顾

Dural arteriovenous fistulas: An introduction and historical perspective

Bradley A. Gross　著

　　由于动静脉分流存在于硬脑膜小叶中，硬脑膜动静脉瘘（dural arteriovenous fistula，dAVF）成为了中枢神经系统所特有的病变。dAVF 通常由众多硬脑膜或脑膜血管供血，对不熟悉它的人来说，其放射学和血管造影表现可能难以理解，甚至令人望而生畏。但 dAVF 的解剖和病理生理学其实很容易理解，它实际上是一块"活动"的硬脑膜，在硬脑膜小叶内存在动静脉分流（图 1-1）。微小的硬脑膜动脉会沿硬脑膜外侧或内侧小叶分布为瘘口供血。典型的供血动脉会在第 2 章详细讨论。

　　dAVF 可以引流至完全位于硬脑膜内的静脉（静脉窦）或流出硬脑膜的静脉（皮质静脉或脊髓静脉）。这种合理的解剖学二分法也为 dAVF 的自然史奠定了基础，详见第 4 章。无创 CT 或 MR 血管成像有时可以显示受累的硬脑膜附近有众多非特异性的微小脑膜血管。对于静脉窦引流的瘘，可能会出现相关症状，如耳鸣，此时这种非特异性的血管表现提示可能存在分流。对于皮质静脉引流的动静脉瘘，如果存在一团"错位"的静脉且不伴有扩张的供血动脉，提醒医师可能存在硬脑膜分流，而非软脑膜动静脉畸形（arteriovenous malformation，AVM），这些将在第 3 章中详细介绍。

　　本书其余部分的重点是 dAVF 的治疗。成功的治疗建立在完全阻断引流静脉流出道的基础上。与 AVM 治疗不同的是，dAVF 的治疗只需处理引流静脉，而不一定需要阻断所有供血动脉。血管内介入治疗的快速发展已经使其成为主要的治疗方式，表 1-1 强调了介入治疗的基本原则。经动脉入路通常使用液态栓塞剂，非常适合非静脉窦引流的瘘。经静脉入路可使用弹簧圈和（或）液态栓塞剂，只要到达瘘口的通路可行，适用于任何类型的瘘。手术切

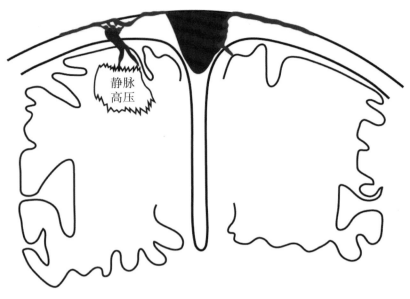

▲ 图 1-1　硬脑膜动静脉瘘

除瘘口闭塞率高，因而仍是极好的治疗选择，但创伤性更大。有必要时需行手术联合血管内治疗。放射治疗创伤最小，且具有良好的闭塞率，对于合适的病例是非常好的选择。每种治疗方式都会由经验丰富的专家在不同章节进行详细介绍。

一、历史回顾

1873 年，Francesco Rizzoli 首次对 dAVF 的解剖学进行了描述，他报道了 9 岁女孩 Giulia 癫痫发作伴枕部搏动性肿物的病例[1]。1931 年，Ernest Sachs 在他的专著《脑肿瘤的诊断和治疗》（*The Diagnosis and Treatment of Brain tumors*）中描述了 1 例 "硬脑膜毛细血管扩张" 结扎术。尽管缺乏血管造影图像，但他依旧被认为是首位描述 dAVF 血管造影的人[2]。

20 世纪 60 年代，根据解剖学分类的 dAVF 系列病例开始陆续出现，包括独特的间接型 / 硬脑膜型颈内动脉海绵窦瘘[3, 4]、位于横窦 – 乙状窦的 dAVF[5, 6]。Houser 等回顾了梅奥诊所 1958—1971 年来自 28 例 dAVF 的临床经验，并首次明确提出皮质静脉引流的重要性[7]，即 "颅内出血发生在仅有软脑膜静脉引流的

概　念	优点 / 缺点
表 1-1　硬脑膜动静脉瘘栓塞的基本原则	
经动脉栓塞	• 脑膜中动脉通常是首选通路 • 枕动脉似乎是不错的通路，但其渗透效果通常不及脑膜中动脉。随着双腔球囊微导管的使用增加，这种情况可能会改变 • 可行的情况下，使用双腔球囊微导管可以促进经动脉栓塞的渗透效果 • 除了引流静脉铸型外，栓塞剂向其余动脉反流是有效栓塞的一个重要的术中发现。没有这一表现时应考虑不完全栓塞
经静脉栓塞	• 应该常规寻找静脉栓塞入路，并提供到达主要靶点的直接通路 • CCF 治疗的主要方式。一定要从 SOV 或瘘口远端开始以栓塞相关引流通道 • 弹簧圈通常是很安全的栓塞方式 • 可以使用液态栓塞剂，但需警惕其向海绵窦、岩段 MMA 或其他功能性分支的反流
实现闭塞	• 有效栓塞应该阻断引流静脉，否则瘘依然存在，后续会有新的动脉供血 • 栓塞后应立即行全脑血管造影，以确保没有脑膜侧支循环供血——尤其注意来自病变对侧供血 • 真正的闭塞是指栓塞术后至少 3 个月复查 6 支血管造影，引流静脉铸型，并且没有动静脉分流

CCF. 颈内动脉海绵窦瘘；SOV. 眼上静脉；MMA. 脑膜中动脉

动静脉畸形患者中……"；"如果静脉通过常规通路正向引流，则临床症状仅反映动静脉分流的存在及其流量。"

二、Djindjian 分型

Rene Djindjian 在其经典著作《颈外动脉超选择性血管造影术》（*Superselective Angiography of the External Carotid Artery*）中完美描述了脑膜动脉的相关解剖，这对于 dAVF 解剖和治疗的现代化论述十分超前[8]。那个时代的血管造影质量也是现象级的。Rene Djindjian 对 dAVF 类型的描述经久不衰，至今仍是分型的主要依据。这部著作是所有脑血管专业医生的必读书目。

Djindjian 描述了 4 种类型的 dAVF。

• 脑膜动静脉瘘引流至静脉窦或硬脑膜静脉。

- 脑膜动静脉瘘直接引流至静脉窦，但伴有软脑膜静脉反流，正常情况下该软脑膜静脉引流至受累的静脉窦。值得注意的是，不同于第一种类型，这种与神经系统并发症相关。
- 脑膜动静脉瘘引流至软脑膜静脉。
- 脑膜动静脉瘘引流至较大的静脉湖。

之后，Djindjian 的学生 Jean-Jacques Merland 作为资深作者与 Christophe Cognard 合作撰写了一篇文章，发表于 1995 年的 *Radiology* 期刊，进一步完善了该分型[9]。他们增加了第 5 种类型，即伴有脊髓髓周静脉引流的瘘，并且根据有无皮质静脉反流对 2 型瘘进一步分出亚型。

同年，一篇由塔夫茨大学神经外科住院医师 Jonathan Borden 与资深作者 William Shucart 合著的论文发表于 *Journal of Neurosurgery* 期刊，试图将 Djindjian 分型推广至脊髓动静脉瘘[10]。他们"提出了一种将脊髓和脑 AVFM 统一的分型方法，为治疗方式提供了理论依据。该分型基于 Djindjian 和 Merland 的硬脑膜 AVFM 分型"。

Borden-Shucart Ⅰ型将 Djindjian Ⅰ型与引流至 Batson 静脉丛的脊髓硬膜外动静脉瘘相联系；Borden-Shucart Ⅱ型将 Djindjian Ⅱ型与硬膜外和硬膜内引流的脊髓硬膜外动静脉瘘（常见于脊髓硬膜外动静脉瘘）联系起来[11]；Borden-Shucart Ⅲ型将 Djindjian Ⅲ型与典型的硬脊膜动静脉瘘联系起来，该型通常被称为Ⅰ型脊髓动静脉瘘[12-14]，或者在 Spetzler 分型体系中称为硬膜内脊髓背侧动静脉瘘[15]。由于脊髓造影与 Djindjian Ⅳ型没有相关性，故弃之。

虽然 Borden-Shucart 脊髓动静脉瘘分型并没有广泛流行，但现在仍有许多人使用 Borden-Shucart 分型来描述颅脑 dAVF。这在很大程度上是因为神经外科文献误将 Borden-Shucart 分型作为颅脑 dAVF 的分型方式推广，但他们没有意识到，Borden-Shucart 分型实际上是一个脊髓动静脉瘘分型方法，而其中的颅脑 dAVF 部分是几十年前的 Djindjian 分型。两者是有区别的，脊髓 Borden-Shucart Ⅰ型或脊髓硬膜外动静脉瘘有出血的风险[11]，而Ⅰ型 dAVF 则没有[16, 17]。脊髓 Borden-Shucart Ⅲ型或典型硬脊膜动静脉瘘主要与静脉高压性脊髓病变相关，与出血无关，而Ⅲ型 dAVF 与静脉高压及出血均相关[16, 18]。

由于静脉扩张与颅脑 dAVF 的临床和自然病史存在相关性[16, 18]，所以原

Djindjian 分型在很大程度上已经经受住了时间的考验，目前仍为最佳的 dAVF 分型方案。尽管如此，许多文章依然使用"Borden-Shucart 分型"代替 Djindjian 分型来描述颅脑 dAVF，并忽略了Ⅲ型和Ⅳ型的相关区别。

三、从硬脑膜动静脉畸形到硬脑膜动静脉瘘

尽管"单纯的静脉窦畸形"和"动静脉瘘"两种说法在儿童病例中都有使用[19]，但 dAVF 更多被认为是获得性病变，因而现代文献更偏向于称之为动静脉瘘而非动静脉畸形[16-18]。然而值得注意的是，在早期文献中使用术语"硬脑膜 AVM"的情况几乎普遍存在[20, 21]。此外，尽管动静脉瘘的放射治疗类似于 AVM，但其手术治疗和血管内治疗通常较 AVM 容易，因为只需要阻断静脉引流，而无须在阻断静脉之前有条理地断开供血动脉。与真正动静脉畸形的畸形巢不同，dAVF 实质上是一块局部"活动"的硬脑膜，其小叶内存在动静脉分流。从定义来看，它仅发生于中枢神经系统，理解了这个简单的描述后，瘘的动静脉解剖及治疗就变得非常简单。

参考文献

[1] Perrini P, Nannini T, DiLorenzo N. Francesco Rizzoli (1809–1880) and the elusive case of Giulia: the description of an "arteriovenous aneurysm passing through the wall of the skull". *Acta Neurochir* 2007;149:191–6.

[2] Sachs E. *The diagnosis and treatment of brain tumors.* St. Louis, MO: Mosby; 1931.

[3] Hayes GJ. External carotid-cavernous sinus fistulas. *J Neurosurg* 1963;20:692–700.

[4] Djindjian R, Cophignon J, Comoy J, et al. Polymorphisme neuro-radiologique des fistules carotid-caverneuses. *Neurochirurgie* 1968;14:881–90.

[5] Laine E, Galibert P, Lopez C, et al. Aneurysmses arterioveineux intra-duraux (developpes dans l'epaisseur de la dure-mere) de la fosse posterieure. *Neurochirurgie* 1963;9:147–58.

[6] Newton TH, Weidner W, Greitz T. Dural arteriovenous malformation in the posterior fossa. *Radiology* 1968;90:27–35.

[7] Houser OW, Baker HL, Rhoton AL, Okazaki H. Intracranial dural arteriovenous malformations. *Radiology* 1972;105:55–64.

[8] Djindjian R, Merland JJ. *Superselective angiography of the external carotid artery.* Berlin/ Heidelberg/ New York: Springer-Verlag; 1978.

[9] Cognard C, Gobin YP, Pierot L, et al. Cerebral dural arteriovenous fistulas: clinical and angiographic

correlation with a revised classification of venous drainage. *Radiology* 1995;194:671–80.

[10] Borden JA, Wu JK, Shucart WA. A proposed classification scheme for spinal and cranial dural arteriovenous fistulous malformations and implications for treatment. *J Neurosurg* 1995;82:166–79.

[11] Huang W, Gross BA, Du R. Spinal extradural arteriovenous fistulae. *J Neurosurg Spine* 2013;19:582–90.

[12] Ropper AE, Gross BA, Du R. Surgical treatment of type I spinal dural arteriovenous fistulas. *Neurosurg Focus* 2012;32, E3.

[13] Steinmetz MP, Chow MM, Krishnaney AA, et al. Outcome after the treatment of spinal dural arteriovenous fistulae: a contemporary single-institution series and meta-analysis. *Neurosurgery* 2004;55:77–87. discussion 87–78.

[14] Saladino A, Atkinson JL, Rabinstein AA, et al. Surgical treatment of spinal dural arteriovenous fistulae: a consecutive series of 154 patients. *Neurosurgery* 2010;67:1350–7. discussion 1357–1358.

[15] Kim LJ, Spetzler RF. Classification and surgical management of spinal arteriovenous lesions: arteriovenous fistulae and arteriovenous malformations. *Neurosurgery* 2006;59:S195–201. discussion S193–113.

[16] Gross BA, Albuquerque FC, McDougall CG, et al. A multi-institutional analysis of the untreated course of cerebral dural arteriovenous fistulas. *J Neurosurg* 2018;129:1114–9.

[17] Satomi J, van Dijk JM, Terbrugge KG, Willinsky RA, Wallace MC. Benign cranial dural arteriovenous fistulas: outcome of conservative management based on the natural history of the lesion. *J Neurosurg* 2002;97:767–70.

[18] Bulters DO, Mathad N, Culliford D, Millar J, Sparrow OC. The natural history of cranial dural arteriovenous fistulae with cortical venous reflux—the significance of venous ectasia. *Neurosurgery* 2012;70:312–9.

[19] Gross BA, Akgoz A, Orbach DB. Dural arteriovenous shunts in children. *J Ped Neuroradiol* 2013;2:263–8.

[20] Awad IA, Little JR, Akarawi WP, Ahl J. Intracranial dural arteriovenous malformations: factors predisposing to an aggressive neurological course. *J Neurosurg* 1990;72:839–50.

[21] Lasjaunias P, Chiu M, ter Brugge K, Tolia A, Hurth M, Bernstein M. Neurological manifestations of intracranial dural arteriovenous malformations. *J Neurosurg* 1986;64:724–30.

第 2 章　解剖学基础
Anatomical perspective

Bradley A. Gross　著

作为神经系统特有的病变，硬脑膜动静脉瘘（dAVF）简单说来就是一小片"活动"的硬脑膜，脑膜动脉与硬脑膜小叶内的静脉在此处形成分流。静脉可走行在硬脑膜内（向窦/脑膜引流），也可走行出硬脑膜，穿过硬膜下腔并引起软膜下静脉的压力增高。瘘的症状取决于静脉引流方式。瘘根据相关的静脉窦（上矢状窦、横窦－乙状窦、海绵窦或边缘窦）命名，如果没有静脉窦，则以硬脑膜结构（颅前窝、小脑幕及其他硬膜结构）命名。对脑膜解剖的深入了解对 dAVF 的定位和治疗至关重要。强烈推荐 Djindjian 的《颈外动脉超选择性血管造影术》（*Superselective Angiography of the External Carotid Artery*）一书作为本文的补充 [1]。本章从两个角度强化解剖学知识：①回顾颅内外各级动脉；②针对每个独特瘘位置对应的动脉进行讲解。

一、动脉解剖学

表 2-1 总结了通向硬脑膜的关键动脉。应当注意，任何软脑膜动脉，包括大脑中动脉和大脑前动脉都可以发出硬膜分支穿过硬膜下到达 dAVF，特别是在复发和高度复杂的病例中（图 2-1A）。既往曾行开颅手术可能是发生这种情况的原因（图 2-1B）。

（一）颈内动脉分支

颈内动脉（internal carotid artery，ICA）的海绵窦段可为各种 dAVF 提供相关的硬脑膜分支，其最近的分支脑膜垂体干（meningohypophyseal trunk，MHT）从近端后膝发出，可以为海绵窦 dAVF 提供早期直接供血（图 2-2）。MHT 分

主要动脉	供血动脉	dAVF 类型
颈内动脉（ICA）	海绵窦段 ICA — 脑膜垂体干（MHT）、小脑幕边缘动脉	海绵窦、小脑幕、横窦 – 乙状窦（T-sig）
	海绵窦段 ICA — 斜坡支	边缘窦
	海绵窦段 ICA — 下外侧干（ILT）	海绵窦、小脑幕
	眼动脉 — 脑膜返支	上矢状窦 / 凸面（SSS）、海绵窦、小脑幕
	眼动脉 — 筛支	颅前窝 / 筛窦
	眼动脉 — 镰支	SSS 前部
颈外动脉（ECA）	咽升动脉 — 神经脑膜干（NMT）	边缘窦，T-sig、窦汇、小脑幕
	咽升动脉 — NMT、斜坡支	海绵窦
	枕动脉 — 经骨穿支	T-sig、窦汇、小脑幕、后部 SSS
	颌内动脉 — 脑膜中动脉（MMA）岩支	岩部、小脑幕
	颌内动脉 — MMA 岩鳞支	T-sig、小脑幕、SSS
	颌内动脉 — MMA 蝶支	颅前窝 / 筛窦、海绵窦
	颌内动脉 — MMA 额支 / 顶支	SSS
	颌内动脉 — 脑膜副动脉（AMA）	海绵窦
	颌内动脉 — 蝶腭动脉筛支	颅前窝 / 筛窦
	颌内动脉 — 圆孔动脉	海绵窦
后循环	椎动脉（V_2）— 硬膜前支	边缘窦
	椎动脉（V_3）— 硬膜后支	T-sig、窦汇、小脑幕、SSS 后部

表 2-1　参与硬脑膜动静脉瘘（dAVF）供血的常见主要动脉

（续表）

主要动脉		供血动脉	dAVF 类型
后循环	基底动脉 – 小脑前下动脉（AICA）	弓下动脉	岩部
	基底动脉 – 小脑上动脉（SCA）	Wollschlaeger-Wollschlaeger 动脉	小脑幕
	大脑后动脉（PCA）	Davidoff-Schecter 动脉	小脑幕

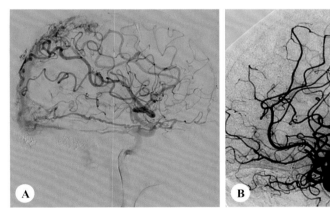
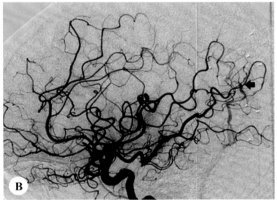

▲ 图 2-1　**A.** 多根大脑中动脉的软脑膜分支经硬脑膜向上矢状窦瘘供血，还应注意有来自增粗的眼动脉脑膜返支的部分供血；**B.** 另一病例，在开颅手术后，可见由大脑后动脉经硬脑膜分支供血的硬脑膜动静脉瘘（箭）

为三支，分别为小脑幕边缘动脉（Bernasconi-Cassinari 动脉）、垂体下动脉和脑膜背动脉。小脑幕边缘动脉常供应海绵窦、小脑幕和横窦 – 乙状窦 dAVF。在 MHT 附近，ICA 也可直接发出斜坡支可供应斜坡和边缘窦 dAVF（图 2-3）。

　　下外侧干（inferolateral trunk，ILT）是海绵窦内 ICA 水平段中部发出的分支，供应海绵窦及相关脑神经，常见于海绵窦 dAVF（图 2-4），也可见于小脑幕 dAVF，其走行向卵圆孔的分支血供可与上行的脑膜副动脉吻合，走行向圆孔的分支血供可与圆孔动脉吻合（图 2-5）。

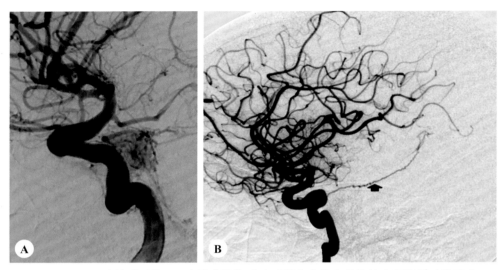

▲ 图 2-2　**A.** 由脑膜垂体干 / 小脑幕边缘动脉近端分支供血的海绵窦硬脑膜动静脉瘘（**dAVF**）；**B.** 另一病例，由突出的小脑幕边缘动脉（箭）供血的小脑幕 / 大脑大静脉 **dAVF**

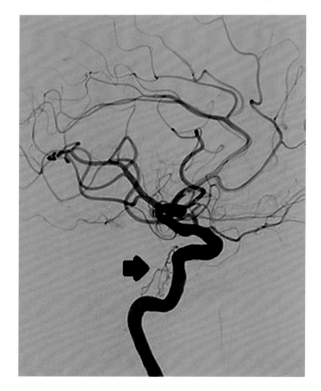

◀ 图 2-3　颈内动脉斜坡支供应边缘窦硬脑膜动静脉瘘

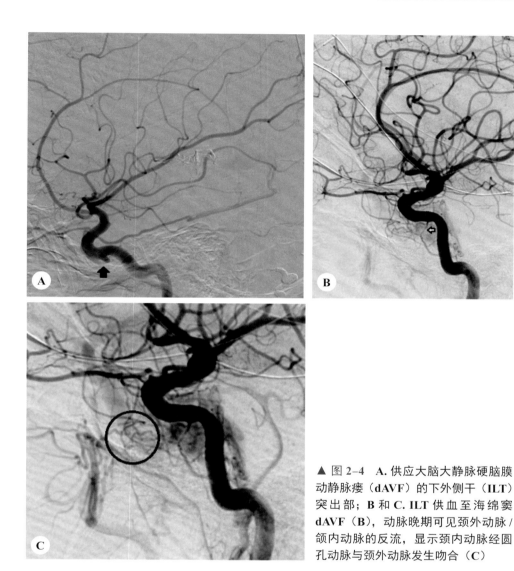

▲ 图 2-4 **A.** 供应大脑大静脉硬脑膜动静脉瘘（**dAVF**）的下外侧干（**ILT**）突出部；**B** 和 **C. ILT** 供血至海绵窦 **dAVF**（**B**），动脉晚期可见颈外动脉 / 颌内动脉的反流，显示颈内动脉经圆孔动脉与颈外动脉发生吻合（**C**）

　　眼动脉可通过与脑膜中动脉吻合或参与脑膜中动脉的脑膜返支供应各种 dAVF。沿上矢状窦 / 凸面的 dAVF 甚至可由眼动脉替代脑膜中动脉进行供血（图 2-6）。脑膜返支也可供应海绵窦 dAVF，甚至小脑幕 dAVF。远端筛支是颅前窝 / 筛窦 dAVF 的主要血供（图 2-7），远端大脑镰分支可参与供应更近端的上矢状窦 dAVF。

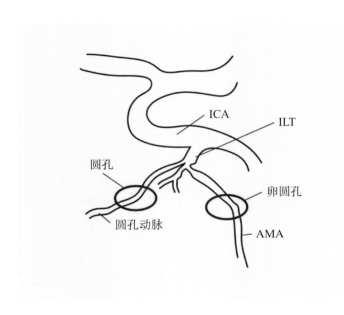

◀ 图 2-5　下外侧干（ILT）与圆孔动脉、脑膜副动脉（AMA）吻合的示意
ICA. 颈内动脉

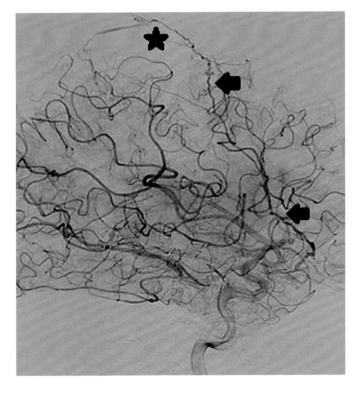

◀ 图 2-6　由眼动脉的脑膜返支供血的凸面硬脑膜动静脉瘘（箭）

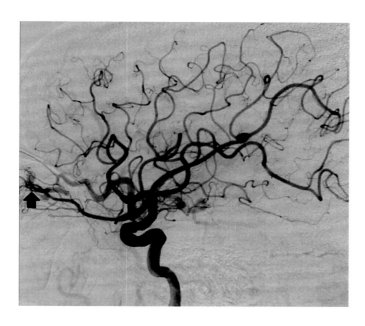

◀ 图 2-7　颅前窝 / 筛窦硬脑膜动静脉瘘，由眼动脉筛支供应，引流进入深部静脉

（二）颈外动脉分支

dAVF 的相关颈外动脉（external carotid artery，ECA）分支包括咽升动脉、枕动脉和颌内动脉。枕动脉的经骨分支经常参与供应横窦 - 乙状窦、上矢状窦 / 凸面后部和小脑幕 dAVF（图 2-8）。耳后动脉和颞浅动脉的经骨分支偶尔也有供血，但来自其他动脉的供血常被错认为是来自这两支。因此如果怀疑耳后动脉供血，必须对咽升动脉和颌内动脉进行详细的血管造影评估，证实该供血动脉不是来自咽升动脉或枕动脉的分支。

1. 咽升动脉

咽升动脉（ascending pharyngeal artery，APA）可能起源于枕动脉，或者罕见地起源于 ICA，早期发出肌脊分支可与椎动脉吻合，两条主要的分支是向前方走行的咽干和向后方走行的神经脑膜干（neuromeningeal trunk，NMT）（图 2-9）。下鼓室支通常出现在两个干之间，并可通过颈鼓室动脉与岩骨段 ICA 吻合。咽干有上、中、下咽支。咽上动脉可与下外侧干（ILT）吻合，dAVF 常通过神经脑膜干的分支供血。NMT 通过其颈静脉分支和舌下分支向后组脑神经供血。末端斜坡支可以与 ICA 吻合，或者供应沿斜坡生长的 dAVF 或海绵窦 dAVF（图 2-10）。一般来说，NMT 的分支是供应边缘窦 dAVF 的主干支（图 2-11），

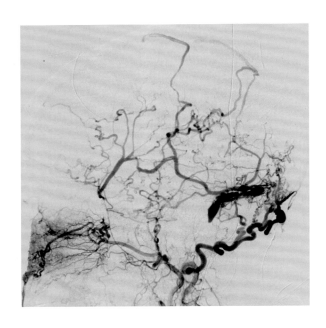

◀ 图 2-8 横窦 - 乙状窦硬脑膜动静脉瘘的颈外动脉造影侧位片可见主要由经骨枕动脉和脑膜中动脉岩鳞支供血，伴有深度的皮质静脉反流

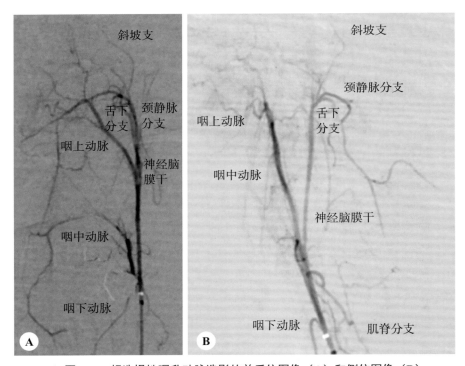

▲ 图 2-9 超选择性咽升动脉造影的前后位图像（A）和侧位图像（B）

也可能供应横窦 – 乙状窦 dAVF。由于 NMT 是后组脑神经的供血动脉，因此，除非能进入静脉球，否则 NMT 只能作为经动脉导管栓塞手术的次优之选。

2. 颌内动脉

对颌内动脉（internal maxillary artery，IMAX）相关解剖的深入理解具有很多应用，且与 dAVF 相关（图 2–12）。其发出的分支脑膜中动脉（middle meningeal artery，MMA）参与多种亚型 dAVF 的供血，脑膜副动脉和圆孔动脉参与海绵窦区瘘的供血，蝶腭动脉的筛支参与颅前窝 / 筛窦部位瘘的供血。

IMAX 可分为三段：第一段，下颌段发出耳深动脉、鼓室前动脉、脑膜中动脉、脑膜副动脉和下牙槽动脉。耳深支和鼓室前支是指向耳朵的、小的、向后走行的分支，下牙槽动脉是恒定的、相对较大的、向下走行的动脉，终止于颏动脉。

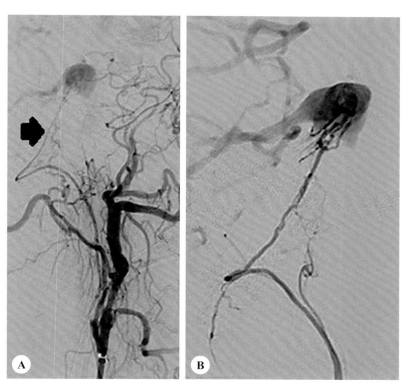

▲ 图 2–10 神经脑膜干斜坡支供应海绵窦硬脑膜动静脉瘘

A. 箭；B. 放大视图

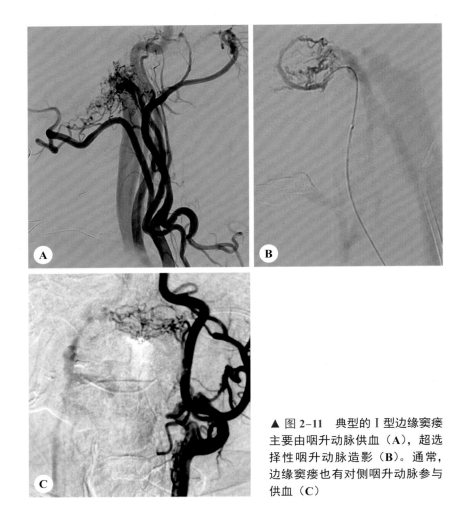

▲ 图 2-11　典型的 I 型边缘窦瘘主要由咽升动脉供血（A），超选择性咽升动脉造影（B）。通常，边缘窦瘘也有对侧咽升动脉参与供血（C）

　　MMA 起源于上颌内动脉的第一段，典型的走行方向是直接上行，在棘孔上方成 90°。在前后位图像上，这种成角使其看似向外侧走行，而在侧位图像上，它看起来沿着颅中窝底部向前走行。MMA 的第一个潜在相关分支是脑膜副动脉（accessory meningeal artery，AMA），它可以沿着 MMA 颅外段初始上升部的近端发出。

　　一旦进入颅内，MMA 会发出细小的、向后走行的岩支（图 2-13A）。无论是液态还是颗粒状栓塞物都应避免进入岩支，否则可能导致面瘫或岩浅大神经功能障碍（泪液减少和味觉丧失）。岩支大部分都参与岩部 dAVF 的供血，也可

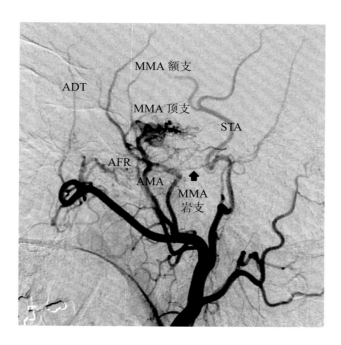

▲ 图 2-12　突出显示了海绵窦硬脑膜动静脉瘘的患者的颌内动脉分支

ADT. 前颞深动脉；AFR. 圆孔动脉；AMA. 脑膜副动脉；MMA. 脑膜中动脉；STA. 颞浅动脉

以参与小脑幕 dAVF 的供血。通常较大的、早期向后走行的分支是岩鳞支，其涉及多种 dAVF 并且通常是极好的经动脉介入导管通道（图 2-13B）。在向前和向上走行后，MMA 发出向内走行的蝶支，为眼眶提供不同程度的供血，还可以供应沿着蝶骨嵴、海绵窦或颅前窝 / 筛窦生长的 dAVF（图 2-13C 和 D）。如果 ICA 没有发出眼动脉，蝶支可穿过眶上裂，发出脑膜眼动脉，维持"脉络膜充盈"（图 2-14）。或者，蝶支也可以供应外侧眼眶和泪腺，这些分支作为脑膜泪腺支穿过 Hyrtl 孔，仍可与眼动脉吻合。发出蝶支后，MMA 分成额支和顶支；然而，顶支也可能从更近端的岩鳞支发出，或者代替岩鳞支。这些血管大部分都参与上矢状窦 / 凸面的 dAVF 供血（图 2-15）。

　　AMA 通常从近端 MMA 发出或从 IMAX 主干邻近 MMA 口的地方发出。它在颅外主要供应翼肌，此后通过卵圆孔入颅，可以供应三叉神经和海绵窦。因此，它可以参与海绵窦 dAVF 的供血（图 2-16），也可与 ILT 吻合。

　　IMAX 的第二段是翼段，发出颞深动脉、颊、咬肌和翼支动脉。IMAX 的第三段是翼腭段，发出上牙槽后动脉、腭大动脉、蝶腭动脉和眶下动脉。眶下动脉终末支经眶下裂、眶下孔穿出眼眶，终末支包括上牙槽前动脉。

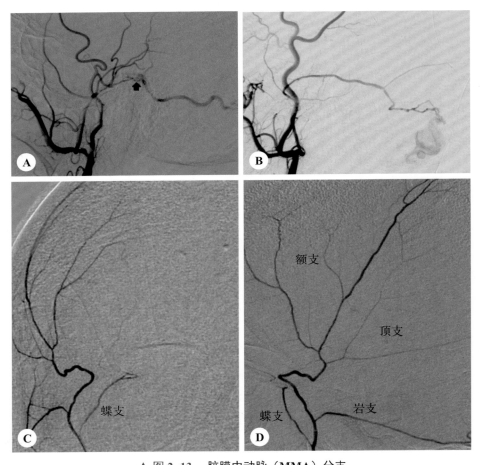

▲ 图 2-13　脑膜中动脉（MMA）分支

A. 岩支供应Ⅲ型硬脑膜动静脉瘘（dAVF）；B. 岩鳞支供应Ⅳ型 dAVF；C 和 D. 稍远端 MMA 超选择性前后位图像（C）和侧位图像（D），突出显示相关的标记分支

　　蝶腭动脉发出小的筛支，这些筛支可能供应筛窦 dAVF，通常不适合通过这些微小的通道进行经动脉介入手术。在一些病例中，可见从第三段近端发出的回返支 / 后向支，称为圆孔动脉，穿过圆孔供应三叉神经、海绵窦，并可能与 ILT 吻合。因此，它经常可以参与海绵窦 dAVF 的供血（图 2-17）。

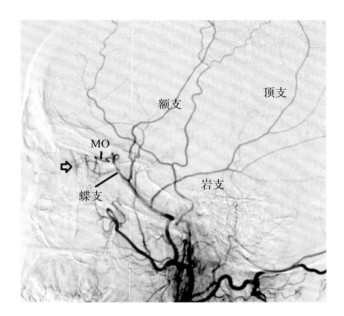

顶支

额支

MO

蝶支

岩支

◀ 图 2–14　该患者的图像上没有可辨认的起自颈内动脉的眼动脉

注意，脑膜眼动脉（MO）从扩大的蝶支发出

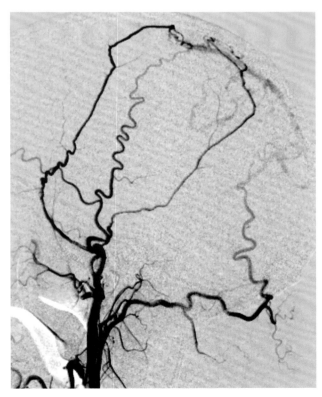

◀ 图 2–15　上矢状窦 / 凸面Ⅲ型硬脑膜动静脉瘘由脑膜中动脉额支和顶支供应

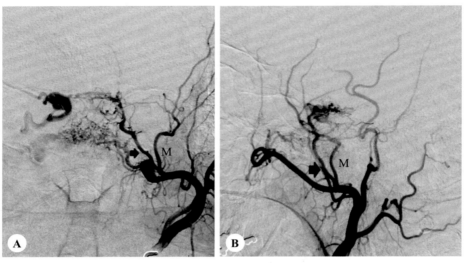

▲ 图 2-16　颈外动脉远端的前后位（A）和侧位（B）造影图像显示脑膜副动脉供应（箭）到对侧 II 型海绵窦硬脑膜动静脉瘘

M. 脑膜中动脉

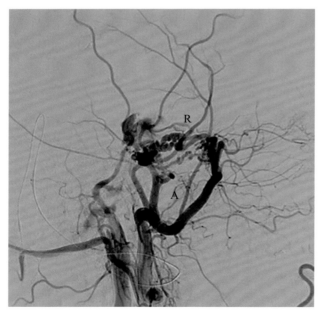

◀ 图 2-17　颈外动脉远端的侧位造影显示脑膜副动脉（A）和圆孔动脉（R）供应海绵窦硬脑膜动静脉瘘

（三）椎动脉和后循环分支

远端 V_2 的脑膜前支对腹侧 / 斜坡支硬脑膜有供血，因此可能参与边缘窦 dAVF（图 2-18）。脑膜后动脉可参与多种 dAVF，包括凸面后部、横窦 – 乙状窦交界区、窦汇区和小脑幕 dAVF（图 2-19）。小脑前下动脉（anteroinferior cerebellar artery，AICA）的弓下分支可以供应外侧小脑幕和（或）岩骨硬膜（图 2-20）。小脑上动脉（superior cerebellar artery，SCA）的硬脑膜支，即 Wollschlaeger-Wollschlaeger 动脉，可以供应小脑幕 dAVF。另外一条更为人熟知的供血动脉是大脑后动脉的硬脑膜支，即 Davidoff-Schecter 动脉（图 2-21）。

二、瘘的定位 / 静脉解剖学

瘘的位置由主要的相关静脉窦确定，如果没有，则由邻近的硬脑膜（颅前窝或小脑幕）确定（表 2-2）。基于该分类原则，海绵窦、上矢状窦 / 凸面、横窦 – 乙状窦和边缘窦是主要的瘘的发生位置。

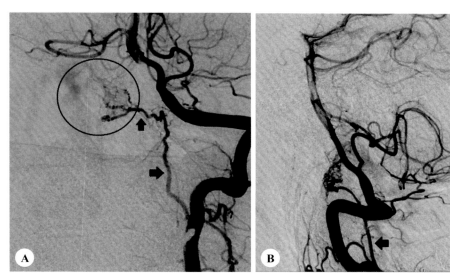

▲ 图 2-18　左侧椎动脉的前后位（A）和侧位（B）造影图像显示脑膜前动脉供应边缘窦硬脑膜动静脉瘘

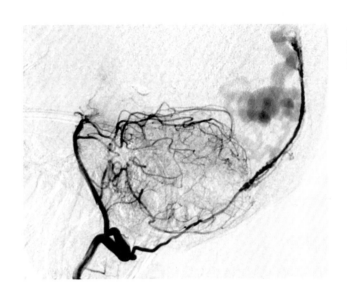

◀ 图 2-19　脑膜后动脉向Ⅳ型上矢状窦 / 凸面后部硬脑膜动静脉瘘供血

海绵窦 dAVF 最著名的症状是由血液反流进入眼上静脉造成眼静脉高压引起的。在最近的一个大宗系列报道中，这是唯一略多见于女性的瘘位置类型[2]。经常引用的 Barrow 分类将颈动脉 – 海绵窦瘘分为 4 种类型[3]。A 型瘘管直接位于 ICA 海绵窦段和海绵窦之间，是由外伤性撕裂 / 夹层、动脉瘤破裂或特发性 / 自发性生理反应造成的，其病理与 dAVF 完全不同。B 型和 C 型 ICA 海绵窦瘘分别是指仅由 ECA 和 ICA 支供应的间接瘘或 dAVF。D 型瘘是指由 ECA 和 ICA 分支共同参与供血的 dAVF，也是迄今为止最常见的 dAVF 类型（约 90%）。常见供血动脉来自 ICA 的 MHT 和 ILT（图 2-2A 和 2-4B），以及来自 ECA 的脑膜副动脉和圆孔动脉（图 2-17）。有时，脑膜中动脉（MMA）蝶支和咽升动脉（APA）神经脑膜干（NMT）斜坡支（图 2-10）也可参与这些 dAVF 的供血。根据最近的一组病例报道，在约 1/3 的病例中，可以看到皮质的静脉反流（图 2-16）。

上矢状窦 / 凸面 dAVF 主要位于旁正中，通常直接引流到相邻凸面皮质静脉。病变几乎都是由 MMA 供血（图 2-15），凸面前部的病变也可由眼动脉镰支供应，而凸面后部的病变可由经骨穿行的枕动脉和脑膜后动脉供血（图 2-19）。

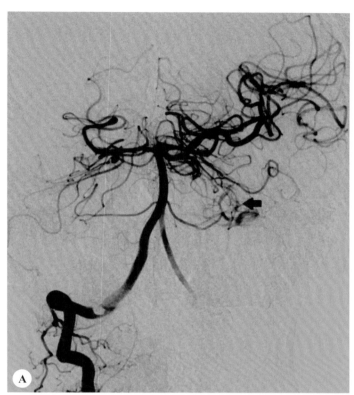

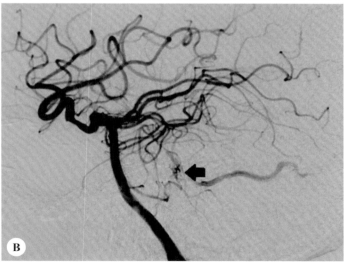

◀ 图 2-20 右侧椎动脉的前后位（A）和侧位（B）造影图像显示左侧小脑前下动脉弓下动脉硬膜分支供应岩骨硬脑膜动静脉瘘

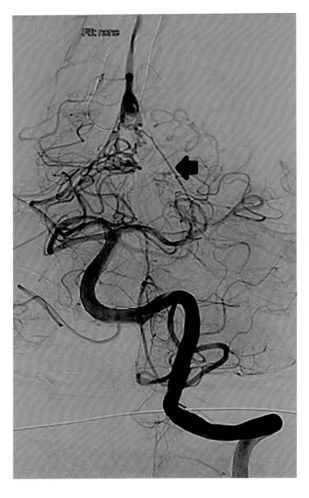

◀ 图 2–21 **Davidoff-Schecter** 动脉（箭）供应小脑幕硬脑膜动静脉瘘

部 位	可能的供血动脉	静脉引流
	表 2–2 常见不同部位硬脑膜动静脉瘘的动脉供血与静脉引流方式	
海绵窦	小脑幕边缘动脉	约 1/3 存在皮质静脉反流
	下外侧干（ILT）	
	脑膜副动脉（AMA）	
	圆孔动脉	
	脑膜中动脉（MMA）蝶支	
	脑膜神经干（NMT）斜坡支	

（续表）

部　位	可能的供血动脉	静脉引流
上矢状窦/凸面（SSS）	MMA 眼动脉镰支 枕动脉 脑膜后动脉	几乎所有均存在皮质静脉反流
横窦 - 乙状窦（T-sig）	MMA 枕动脉 小脑幕边缘动脉 NMT 脑膜后动脉	约 50% 存在皮质静脉反流
边缘窦	NMT 枕动脉 脑膜前动脉 颈内动脉（ICA）斜坡支	很少（<25%）存在皮质静脉反流，可能反流入海绵窦或眼上静脉
颅前窝 / 筛窦	眼动脉筛支 蝶腭动脉筛支 MMA 蝶支	几乎均存在皮质静脉反流，出现静脉扩张的比例最高
小脑幕	MMA 小脑幕边缘动脉 ILT NMT 枕动脉 脑膜后动脉 Davidoff-Schecter 动脉（ADS）	几乎所有均存在皮质静脉反流
岩部	MMA 小脑幕边缘动脉 ILT 弓下动脉	几乎所有均存在皮质静脉反流

横窦 – 乙状窦区 dAVF 是"经典"和最常见的 dAVF 类型，由 MMA、枕动脉和 ICA 的小脑幕边缘支供血，也可由 NMT 和脑膜后动脉供血。患者可能表现为耳鸣，也可能表现为出血，大约一半可能与皮质静脉反流有关（图 2–8）。

边缘窦 dAVF 在文献中包含多个不同位置术语，包括舌下神经管和颈静脉孔。由于其他 dAVF 通常不以相关孔洞而是以主要静脉窦命名，因此将这些统称为边缘窦 dAVF 似乎是最一致的命名法。其主要血供是 APA NMT 的分支（图 2–11），也可见枕动脉、脑膜前动脉（图 2–18）和 ICA 斜坡支供血（图 2–3）。静脉流出通常是顺行的，因此，这些 dAVF 通常表现为搏动性耳鸣。一小部分可能反流到海绵窦和眼上静脉，导致眼静脉高压，一小部分可能反流到皮质静脉（图 2–22）。

颅前窝 / 筛窦 dAVF 指的是位于上矢状窦 / 凸面前部，没有相关静脉窦的 dAVF（图 2–7）。因此，它们基本上都有皮质静脉反流，因此可表现为偶发出血或静脉高压性出血。有症状的非出血性静脉高压（非出血性神经功能障碍）比较罕见，可能和 dAVF 的位置有关。这一亚类的 dAVF 发生静脉扩张的比例最高[2]。动脉血供主要来自于眼动脉发出的筛支，也有不同程度来自蝶腭动脉筛支的供血，来自 MMA 蝶支的供血少见。

小脑幕 dAVF 包含了沿小脑幕生长的各型病变，是一个相对广泛的亚组。它们几乎都存在皮质静脉反流。病变的血供主要来自 MMA、小脑幕边缘动脉和 ILT 分支。偶尔也可见 NMT、穿骨枕动脉、脑膜后动脉、SCA 或大脑后动脉的硬膜支供血（图 2–21）。为了便于手术入路的选择，可将它们分为大脑大静脉、直窦和窦汇三种亚型。

岩部 dAVF 是一种独立的幕下亚型，由 MMA 岩支供血，小脑幕边缘动脉也常常参与供血（图 2–23），也可见 ILT 和 AICA 硬脑膜支的供血（图 2–20），通常引流入皮质静脉。

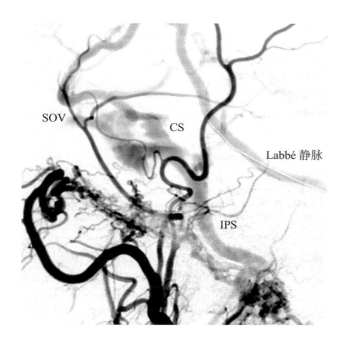

◀ 图 2-22 颈外动脉侧位造影图像提示边缘窦瘘反流进入岩下窦（IPS）、海绵窦（CS）、眼上静脉（SOV）和皮质静脉（经大脑中深静脉）；患者表现为结膜水肿和眼球突出

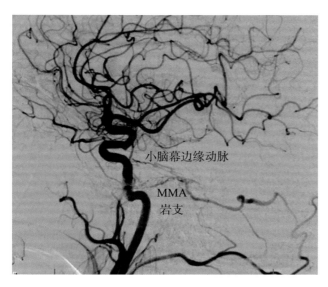

◀ 图 2-23 颈总动脉造影侧位图像显示脑膜中动脉（MMA）岩支和颈内动脉边缘小脑幕支向Ⅲ型岩部硬脑膜动静脉瘘供血

参考文献

[1] Djindjian R, Merland JJ. *Superselective angiography of the external carotid artery.* Berlin/Heidelberg/New York: Springer-Verlag; 1978.

[2] Gross BA, Albuquerque FC, Moon K, McDougall CG. Evolution of treatment and a detailed analysis of occlusion, recurrence and clinical outcomes in an endovascular library of 260 dural arteriovenous fistulas. *J Neurosurg* 2017;126:1884–93.

[3] Barrow DL, Spector RH, Braun IF, Landman JA, Tindall SC, Tindall GT. Classification and treatment of spontaneous carotid-cavernous sinus fistulas. *J Neurosurg* 1985;62:248–56.

第 3 章　神经影像和诊断
Neuroimaging and diagnosis

Bradley A. Gross　著

　　硬脑膜动静脉瘘（dAVF）临床上可表现为典型的搏动性耳鸣或因为静脉扩张出血继发的神经功能障碍。部分患者有时也可能由于症状不典型导致早期难以明确诊断。本章将先阐述 dAVF 的临床表现，以及不易察觉的临床症状学特点，随后将重点讨论相关的神经影像特征与检测技术。典型的 dAVF 部位如表 3-1 所示。

一、临床表现

　　dAVF 的典型临床表现包括搏动性耳鸣、海绵窦病变相关的眼科症状，以及伴有皮质静脉反流导致的脑出血。搏动性耳鸣往往与横窦 - 乙状窦或边缘窦的瘘相关，但也可能与颅底其他部位的瘘有关[1, 2]。以搏动性耳鸣为表现的 dAVF 可伴有或不伴有皮质静脉的引流。

　　眼科症状一般是由于海绵窦的 dAVF 引起，因眼上静脉反流，导致球结膜水肿、突眼和眼压升高，部分患者可有眼肌麻痹。重要的是，回流至岩下窦和海绵窦的边缘窦病变也可能出现眼科症状[1]（图 3-1）。

　　任何伴有皮质静脉反流的 dAVF 均可能出现脑出血，然而只有少数边缘窦和海绵窦 dAVF 会有皮质静脉反流[1, 2]。颅前窝 / 筛窦的 dAVF 通常表现为出血或偶然被发现[1, 3]。需要强调的是，dAVF 出血可能与动静脉畸形（arteriovenous malformation，AVM）出血相似（脑实质内出血），但相当少见的 dAVF 也可能发生硬膜下出血。

　　有趣的是症状性静脉高压的表现形式存在广泛的异质性。患者可表现为非出血性神经功能障碍（nonhemorrhagic neurological deficits，NHND），包括

表 3-1 常见硬脑膜动静脉瘘类型的典型临床特征和重要神经影像学表现		
位 置	临床特征	神经影像学表现
海绵窦	• 球结膜水肿、眼球突出 • 眼肌麻痹	• 眼上静脉扩张 • 海绵窦区血管丰富
上矢状窦/凸面（SSS）	• 静脉性 HTN 引起的局灶性神经缺陷/癫痫发作 • 凸面出血	• 凸面"螺旋状"静脉 • MRI 发现凸面有无法解释的 FLAIR 信号
横窦-乙状窦（T-sig）	• 搏动性耳鸣 • 静脉性 HTN 引起的局灶性缺陷/癫痫发作	• 枕/枕下区域血管丰富/增大的枕支 • 非增强 CT 显示枕动脉分支经粗大的骨性通道入颅 • 如果伴静脉反流，可见颞下"螺旋状"静脉
边缘窦	• 搏动性耳鸣 • 岩下窦回流引起的海绵窦症状 • 皮质静脉反流导致颅后窝出血	• 最好通过颈总动脉造影观察咽升动脉 • 枕骨大孔区血管丰富
颅前窝/筛窦	• 偶然发现或出血 • 特定位置极少出现的 NHND 症状	颅前窝底有不明原因的扩张血管
小脑幕/岩部	• 静脉反流引起的异常症状 • 出血	"螺旋状"静脉（通常伴有皮质静脉反流）

HTN. 高血压；NHND. 非出血性神经功能障碍

局灶性缺陷、癫痫、全脑神经功能障碍或痴呆，甚至帕金森病[4]。在一组 389 例 dAVF 患者中，6 例患者表现为进行性痴呆（1.4%），其中 4 例为上矢状窦 dAVF，1 例为小脑幕 dAVF，1 例为横窦-乙状窦 dAVF[5]，血管内栓塞治疗可逆转痴呆相关症状。

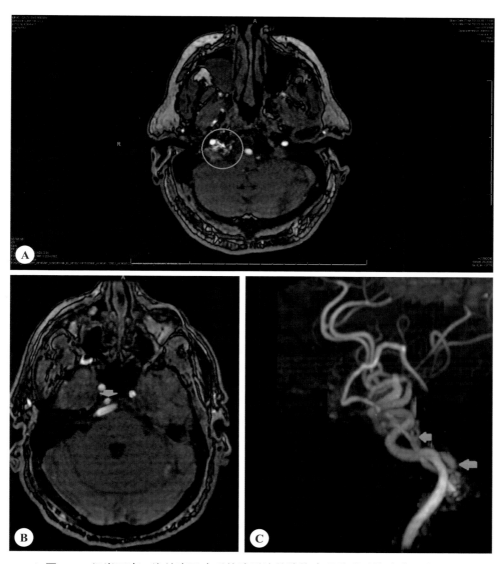

▲ 图 3–1　经岩下窦、海绵窦及皮质静脉引流的边缘窦硬脑膜动静脉瘘，表现为同侧球结膜水肿和眼球突出

MRA 显示右颈静脉血管丰富（A），可见岩下窦（B 和 C，箭）

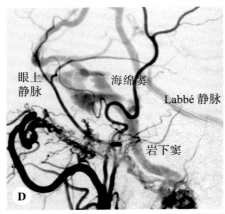
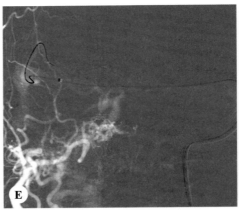
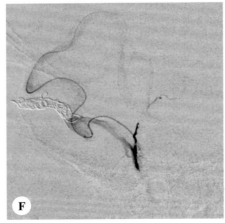

▲ 图 3-1（续） 经岩下窦、海绵窦及皮质静脉引流的边缘窦硬脑膜动静脉瘘，表现为同侧球结膜水肿和眼球突出

颈外动脉侧位造影显示回流静脉（D）。动静脉瘘通过对侧经静脉入路的方式得到治疗（E 和 F）

二、神经影像和诊断

数字减影血管造影（digital subtraction angiography，DSA）是诊断 dAVF 的金标准。然而，非侵入性检查如 CT 血管造影（CT angiography，CTA）和磁共振成像（MRI）等也对于 dAVF 的诊断提供了重要的线索。针对这些检查方法诊断 dAVF 的灵敏度和特异度的研究不可避免地存在偏倚，只有进行完全的前瞻性双盲研究才能评估这些检查真正的临床价值。而对已经明确 dAVF 诊断的病例回顾性分析其 CTA 或 MRI，无疑会提高检测的灵敏度和特异度。

一项队列研究评估了在 dAVF 患者中 5 种 CTA 影像特征的灵敏度和特异度情况[6]。尽管可能受主观影响或骨骼解剖限制，dAVF 中动脉供血增加的灵敏度为 86%，特异度为 100%；静脉侧支循环增加的灵敏度为 42%，特异度为 71%；经颅骨通道的灵敏度为 29%，特异度为 86%；"粗糙的窦或幕"的灵敏度为 42%，特异度为 100%；明显的皮质静脉引流的灵敏度为 29%，特异度为 71%。这些结果表明 CTA 在诊断 dAVF 方面不是一个完美的筛查手段，应寻求灵敏度更高的检查方法。可能由于纳入研究中病例的偏倚或回顾性分析导致的混淆，一项系统性回顾报道 MRI 的灵敏度和特异度分别为 90% 和 94%，CT 的灵敏度为 80%，特异度为 87%[7]。然而，大多数神经影像学研究也受到病例数量少的限制。

在 CTA 上，显影的横窦 - 乙状窦系统（图 3-2）或海绵窦（图 3-3）周围有较多的血管可能提示潜在的 dAVF。颅前窝底的血管增粗，特别是如果有静脉扩张，可能是颅前窝 dAVF 的标志（图 3-4）。然而，伴有皮质静脉反流的 dAVF 的特异度表现为"螺旋状"静脉（图 3-5 和图 3-6）。与动静脉畸形（AVM）通常会有增粗的供血动脉和可识别的畸形血管团不同，dAVF 在 CTA 上可能仅仅表现为皮质静脉的反流，而没有畸形血管团，同时周边的软脑膜动脉也正常。

同样，增强 MRI 是判断伴有皮质静脉反流 dAVF 的有效检测手段，因为回流静脉会表现为静脉强化并且数量增多（图 3-7 和图 3-8）。虽然这可能不能帮助识别瘘口部位，但它将有助于提高对 dAVF 诊断的灵敏度。静脉高压在 FLAIR 序列上可能出现特征性的高信号（图 3-7B）。

对怀疑 dAVF 的患者，DSA 评估要求进行完整的 6 支血管造影。此外，如果存在怀疑 dAVF 的指征，而没有确诊的患者，应确保在颈外动脉（ECA）上造影时咽升动脉有足够的显影；如果没有，应进行超选择性血管造影，或者至少颈总动脉造影时能很好地显示枕骨大孔区域（图 3-9）。

在评估 dAVF 时，要求进行完整的 6 支血管造影，以确定病变的所有供血范围。从血管内治疗的角度来看，这可以让医生评估出最佳的经动脉治疗通路。一般来说，直径更大、更少弯曲、没有骨质挤压的血管是理想的手术通路（脑膜中动脉较枕动脉更为理想）。鉴别脑膜后动脉和颈内动脉（ICA）海绵窦段分支供血对于了解其走行和识别栓塞过程中栓塞剂向非供血分支的反流尤为重要。例如，图 3-8 中的病变没有可识别的海绵窦段 ICA 穿支供血，为通过神经脑膜干的斜坡分支动脉入路栓塞提供安全保障。正常的静脉引流也要充分评估，确保病变周围的正常静脉没有受累，尤其是预期经静脉入路或手术切断密切相关的静脉（图 3-10）。

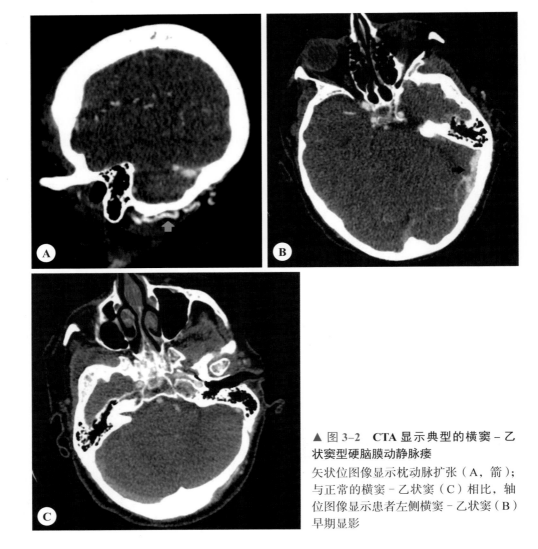

▲ 图 3-2　CTA 显示典型的横窦 - 乙状窦型硬脑膜动静脉瘘

矢状位图像显示枕动脉扩张（A，箭）；与正常的横窦 - 乙状窦（C）相比，轴位图像显示患者左侧横窦 - 乙状窦（B）早期显影

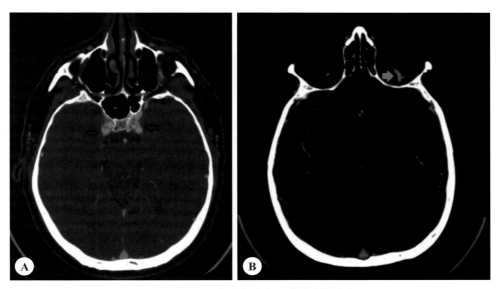

▲ 图 3-3　CTA 显示典型海绵窦硬脑膜动静脉瘘 (dAVF)

A. 双侧海绵窦清晰可见，这是一个灵敏但不完全特异性的 dAVF 征象（轴位，箭）；B. 眼上静脉扩张进一步提示 dAVF 的可能（轴位，箭）

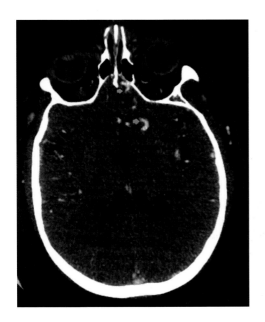

◀ 图 3-4　额叶前下方 / 颅前窝底的"错位"扩张血管提示硬脑膜动静脉瘘（箭）

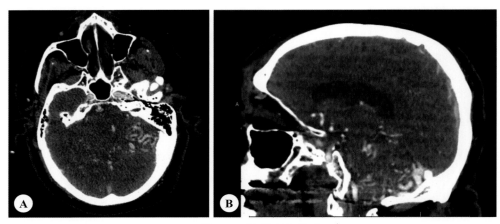

▲ 图 3-5 "螺旋状"静脉

"螺旋状"静脉是分散的反流皮质静脉，而非血管巢，类似于脊髓硬脑膜动静脉瘘中的扩张静脉（A 为轴位，B 为矢状位）

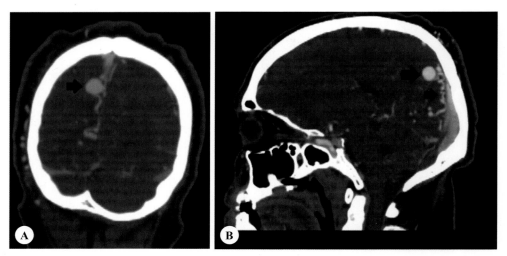

▲ 图 3-6 Ⅳ型上矢状窦硬脑膜动静脉瘘，伴随容易识别的静脉曲张（箭；A 为冠状位，B 为矢状位，C 为轴位）

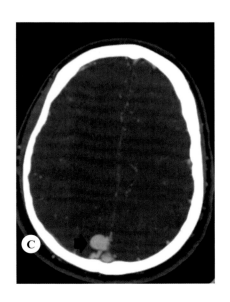

◀ 图 3-6（续）　Ⅳ型上矢状窦硬脑膜动静脉瘘，伴随容易识别的静脉曲张（箭；A 为冠状位，B 为矢状位，C 为轴位）

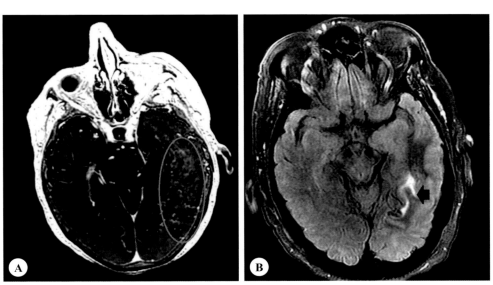

▲ 图 3-7　硬脑膜动静脉瘘的增强 T_1WI，伴有皮质静脉反流（A，反流的皮质静脉）和 T_2 FLAIR 影像上呈现静脉高压（B，箭）

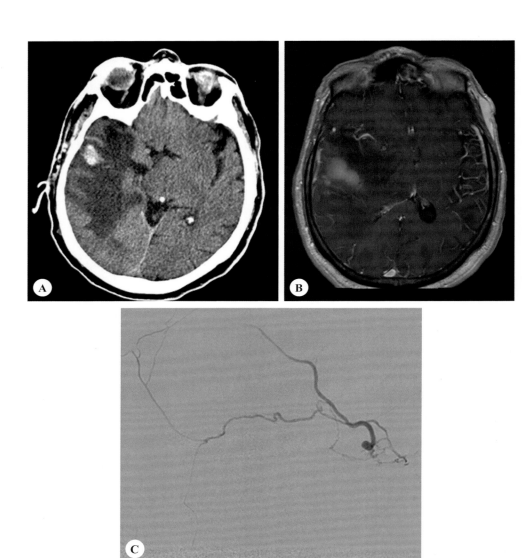

▲ 图 3-8 硬脑膜动静脉瘘（dAVF），先后被误诊为脑卒中和胶质母细胞瘤（A 为 CT 平扫）；增强 T₁WI 显示皮质静脉反流（B），血管造影证实为 Ⅲ 型 dAVF（C 为超选择性脑膜中动脉造影侧位图像）

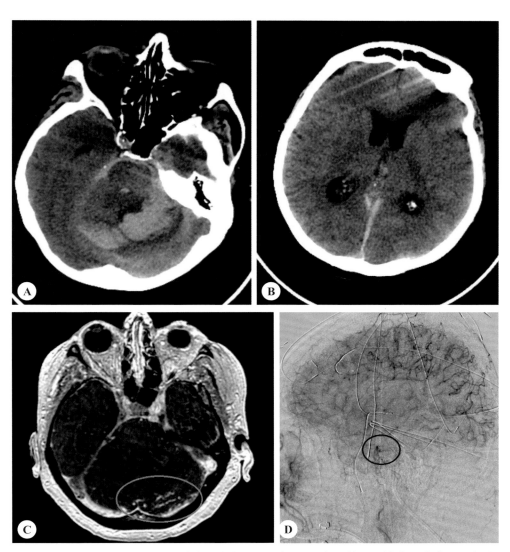

▲ 图 3-9　患者表现为自发性小脑实质内出血（**A** 为 **CT** 平扫图像）和镰幕硬脑膜下血肿（**B** 为 **CT** 平扫图像）。**MRI** 增强扫描怀疑具有增强蛇形静脉的硬脑膜动静脉瘘（**dAVF**）（**C**），经颈总动脉造影提示毛细血管期海绵窦提前轻微浑浊显影（**D**），超选择性咽升动脉血管造影图像证实是 **dAVF**（**E**），后经动脉栓塞治疗（**F**，空白路径图下 **Onyx** 胶的铸型）

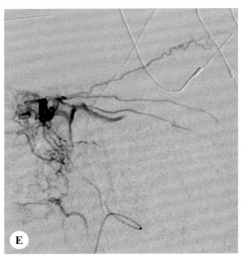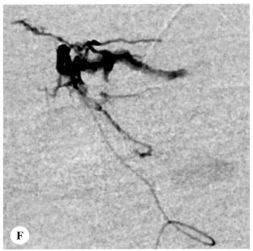

▲ 图 3-9（续） 患者表现为自发性小脑实质内出血（**A** 为 **CT** 平扫图像）和镰幕硬脑膜下血肿（**B** 为 **CT** 平扫图像）。**MRI** 增强扫描怀疑具有增强蛇形静脉的硬脑膜动静脉瘘（**dAVF**）（**C**），经颈总动脉造影提示毛细血管期海绵窦提前轻微浑浊显影（**D**），超选择性咽升动脉血管造影图像证实是硬脑膜动静脉瘘（**E**），后经动脉栓塞治疗（**F**，空白路径图下 **Onyx** 胶的铸型）

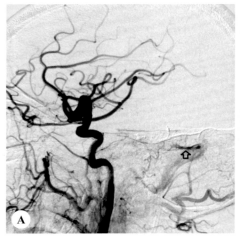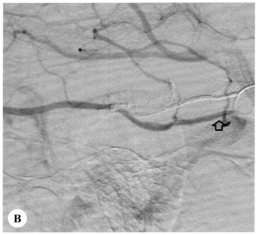

▲ 图 3-10 该瘘的静脉引流方向（**A**，箭）在侧位图像上与正常静脉的颞底静脉的远端走行相似（**B**，箭），在经静脉弹簧圈栓塞过程中小心确保进入正确的静脉（**C**，箭）。值得注意的是，该患者之前有栓塞的软脑膜动静脉畸形，开颅后可见硬脑膜动静脉瘘

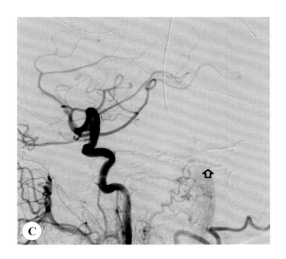

◀ 图 3-10（续）　该瘘的静脉引流方向（A，箭）在侧位图像上与正常静脉的颞底静脉的远端走行相似（B，箭），在经静脉弹簧圈栓塞过程中小心确保进入正确的静脉（C，箭）。值得注意的是，该患者之前有栓塞的软脑膜动静脉畸形，开颅后可见硬脑膜动静脉瘘

参考文献

[1] Gross BA, Albuquerque FC, Moon K, McDougall CG. Evolution of treatment and a detailed analysis of occlusion, recurrence and clinical outcomes in an endovascular library of 260 dural arteriovenous fistulas. *J Neurosurg* 2017;126:1884–93.

[2] Gross BA, Albuquerque FC, McDougall CG, et al. A multi-institutional analysis of the untreated course of cerebral dural arteriovenous fistulas. *J Neurosurg* 2018;129:1114–9.

[3] Gross BA, Moon K, Kalani MY, et al. Clinical and anatomic insights from a series of ethmoidal dural arteriovenous fistulas at Barrow neurological institute. *World Neurosurg* 2016;93:94–9.

[4] Pu J, Si X, Ye R, Zhang B. Straight sinus dural arteriovenous fistula presenting with reversible parkinsonism: a case report and literature review. *Medicine (Baltimore)* 2017;96, e9005.

[5] Brito A, Tsang AC, Hilditch C, Nicholson P, Krings T, Brinjikji W. Intracranial dural arteriovenous fistula as a reversible cause of dementia: case series and literature review. *World Neurosurg* 2019;121:e543–53.

[6] Narvid J, Do HM, Blevins NH, Fischbein NJ. CT angiography as a screening tool for dural arteriovenous fistula in patients with pulsatile tinnitus: feasibility and test characteristics. *AJNR Am J Neuroradiol* 2011;32:446–53.

[7] Lin YH, Lin HH, Liu HM, Lee CW, Chen YF. Diagnostic performance of CT and MRI on the detection of symptomatic intracranial dural arteriovenous fistula: a meta-analysis with indirect comparison. *Neuroradiology* 2016;58:753–63.

第 4 章　硬脑膜动静脉瘘的自然病史
The natural history of cerebral dural arteriovenous fistulas

Bradley A. Gross　Rose Du　著

硬脑膜动静脉瘘（dAVF）通常被认为是一种获得性病变，并以特发性 dAVF 最为常见。颅外伤、感染、静脉窦血栓形成和开颅手术术后均为 dAVF 形成的诱因[1-4]。了解 dAVF 自然病史最简单的方法是了解瘘的静脉流出量。由于短路位于硬脑膜小叶内，如果引流静脉没有通过皮质静脉反流与软膜下隔室连接，则患者没有颅内静脉高压和（或）出血的风险。然而，这类 dAVF 可能会产生耳鸣症状，若因回流到眼上静脉导致眼静脉高压则可能会引起眼部症状，包括球结膜水肿、眼球突出和（或）明显的脑神经麻痹。

dAVF 的自然病史需要考虑瘘本身的病史，即自然消退与进展的风险，以及相关症状的病程，包括耳鸣、眼部症状、静脉高压引起的非出血性神经功能障碍（NHND）和出血。令人遗憾的是，对于搏动性耳鸣的自然病史的研究尚不足。一些患者的耳鸣难以忍受，极少数患者的耳鸣可自行缓解，伴有或不伴有 dAVF 自发性血栓形成。由于目前治疗主要针对难以耐受的耳鸣，存在选择偏倚，研究受到了较大的限制。对于由回流到眼上静脉的 dAVF 继发的眼部症状的自然病史更是如此。

Houser 等在 1972 年首次强调了静脉引流模式在该疾病自然病史风险中的重要性[1]。他们证明了合并皮质静脉引流（cortical venous drainage，CVD）的 dAVF 会带来"侵袭性症状"的风险，而未合并 CVD 则主要与耳鸣或非侵袭性症状相关。这后来在 Djindjian 的 1978 年分型[2] 和 1995 年进一步更新的 Cognard-Merland 分型中得到了更全面的解析（表 4-1）[3]。Borden-Shucart 分型除去了 Djindjian Ⅳ型名称，试图将该方案外推至脊髓 dAVF[5]。虽然这种推断没有被认可，但目前许多人将 Djindjian Ⅰ～Ⅲ型 dAVF 称为 Borden-Shucart Ⅰ～Ⅲ型。

Djindjinan 分型	Cognard 分型	定 义
I	I	正向的静脉窦引流
I	IIa	逆向的静脉窦引流
II	IIb	正向的静脉窦引流伴皮质静脉反流
II	IIa+b	逆向的静脉窦引流伴皮质静脉反流
III	III	皮质静脉引流无皮质静脉扩张
IV	IV	皮质静脉引流伴皮质静脉扩张
	V	髓周静脉引流

表 4-1　Djindjian 分型和后续修改的 Cognard 分型

大多数早期对 dAVF 自然病史的研究通过评估其表现来进行。他们清楚地阐明了静脉引流对侵袭性症状及就诊时出血率的重要性[3, 4]。1990 年的一篇综述总结了文献中的 360 例 dAVF 及作者自己的 17 个病例后，发现软脑膜静脉引流、引流静脉扩张和 Galen 静脉引流与侵袭性神经系统症状有关[4]。Cognard 等研究发现在 84 例 I 型 dAVF 中，83 例表现为非侵袭性症状，没有出现出血。大多数 III 型 dAVF 出现侵袭性症状，IV 型 dAVF 出血率最高，只有 1 例出现非侵袭性症状[3]。

2002 年，多伦多大学的团队发表了两篇论文对随访间隔内的 dAVF 自然病史进行评估，以消除潜在的表现偏倚，并对年化事件率进行初步估计。其中一篇论文专门讨论未合并 CVD 的 dAVF，并报道了 117 例最初无 CVD 的 dAVF 患者在平均 27.9 个月的随访期间发生了一次出血[6]。值得注意的是，这些患者的动静脉瘘已转变为 CVD。该研究对 50 例患者进行血管造影随访，有 5 例发现静脉引流模式发生变化，其中 2 例显示发展为 CVD。另一篇论文评估了 20 例伴 CVD 的 dAVF 患者，其中 6 例经过部分治疗并发现平均随访时间为 4.3 年，年化 NHND 发生率为 6.9%，年化出血率为 8.1%[7]，年化死亡率为 10.4%[8]。

"非出血性神经功能障碍"（NHND）指的是在脑 dAVF 中，由于静脉高压引起的局灶性或整体神经系统症状的发展。只有 CVD 才可能导致 NHND，其中可能包括麻痹、癫痫发作或伪装症状（如帕金森病或痴呆症）等局灶性神经功能障碍[7]。根据后期文献的总结，就诊时所使用的术语"症状性 dAVF"是指那些表现为 NHND 或出血的患者。该术语不包括出现耳鸣或眼部症状的 dAVF，本质上意味着症状性 dAVF 是静脉高压引起的症状。

一、临床表现

Duffau 等证明出血性 dAVF 具有潜在的高早期再出血率，报道称在 20 例出现出血性 dAVF 的患者中，前 2 周的再出血率为 35%[8]。根据定义，这些是伴有 CVD 的 dAVF。Soderman 等的研究进一步强调了这一点，该研究评估了 85 例患有 dAVF 伴 CVD 的患者，发现未出血患者的年出血率为 1.5%，出血患者的年出血率为 7.4%[9]。

出血性血管病变再出血率较高的表现在动脉瘤、动静脉畸形（AVM）、海绵状血管瘤的脑血管神经外科手术中也普遍存在[10-12]。重要的是，Duffau 的研究提出了"dAVF 再出血率是变化的，且早期最高"的原则，这已经在 AVM，特别是海绵状血管畸形中被论证[10-12]。若出血性 dAVF 符合上述原则，则现有少数 dAVF 自然史研究基于短期随访结果而估计出的固定的年化再出血率无疑被高估。

Strom 等将合并 CVD 的 dAVF 分为"无症状"，即不伴有 NHND 或出血，以及"有症状"[13]。这种二分法将 NHND 视为相关的神经系统事件。结果表明，"无症状"dAVF 合并 CVD 的年 NHND 发生率加出血率为 1.4%，症状性病变增加至 19%。然而，这项研究受到短期随访、小样本量（17 例无症状和 11 例症状性 dAVF）和纳入几个部分治疗的病变的限制[13]。

二、静脉扩张

虽然研究侧重于静脉引流模式和临床表现，但 Bulters 及其同事对 Djindjian Ⅳ型 dAVF 的区别重新进行强调，即除了直接皮质静脉引流外还存在静脉扩张[14]。在一项对 75 例合并皮质静脉引流 dAVF 的研究中，他们发现那些合并静脉扩张的 dAVF 的出血发生率增加了 7 倍（3.5% vs. 27%）。静脉扩张定义为静脉扩张至少 5mm，或者是引流静脉直径的 3 倍。随后的 Meta 分析将体现这一发现[15]。

三、研究结果汇总

表 4-2 总结了单中心数据汇总研究和 Meta 分析（总 *n*=395）[15] 及多中心分析（*n*=295）[16] 的结果，以提供 dAVF 的年 NHND 发生率和年出血率。Meta 分析纳入部分治疗的病变，而多中心分析仅纳入未治疗的 dAVF。这两项研究都强调了静脉扩张的重要性，并提出了一个与原 Djindjian 系统一致的四型分型系统（图 4-1）。两项研究均未证明患者年龄或性别对事件发生率有显著影响。

表 4-2　汇总 Meta 分析[15] 和多中心分析[16] 的事件发生率		
	多中心分析（%）	汇总分析（%）
Ⅰ型　年 NHND 发生率	0	0
Ⅰ型　年出血率	0	0
Ⅱ型　年 NHND 发生率	—	5
Ⅱ型　年出血率	6	3
Ⅲ型　年 NHND 发生率	—	6
Ⅲ型　年出血率	10	4
Ⅳ型　年 NHND 发生率	—	5
Ⅳ型　年出血率	21	9
Ⅱ～Ⅳ型，无伴随症状　年 NHND 发生率	0	2
Ⅱ～Ⅳ型，无伴随症状　年出血率	2	3
Ⅱ～Ⅳ型，伴 NHND　年 NHND 发生率	20	23
Ⅱ～Ⅳ型，伴 NHND　年出血率	10	3
Ⅱ～Ⅳ型，伴出血　年 NHND 发生率	0	0
Ⅱ～Ⅳ型，伴出血　年出血率	46	46

NHND. 非出血性神经功能障碍

Ⅰ型 dAVF 引流至静脉窦，无 CVD（图 4-1A）。而原 Djindjian Ⅰ型是包括 Cognard Ⅱa 型（无 CVD 的静脉窦引流 dAVF）的。两项研究结果一致，约 50%

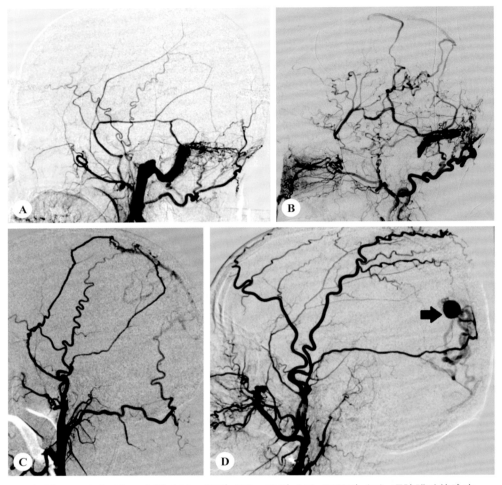

▲ 图 4-1　Djindjian Ⅰ型（A）、Ⅱ型（B）、Ⅲ型（C）和Ⅳ型（D）硬脑膜动静脉瘘

的Ⅰ型 dAVF 位于横窦 - 乙状窦，大约 50% 的横窦 - 乙状窦 dAVF 是Ⅰ型。Ⅰ型病变第二常见的部位是海绵窦（约占病例的 1/3），位于边缘窦的病例约占总的 1/6。约 2/3 的海绵窦 dAVF 为Ⅰ型，而约 80% 的边缘窦 dAVF 为Ⅰ型[16]。对于Ⅰ型 dAVF，在该 Meta 分析中总共随访了 409 个病例，在多中心分析中为 177 个病例，如果 dAVF 未合并皮质静脉引流，则在这些年随访中没有发生 NHND 或出血事件。在 Meta 分析中，CVD 发生率为 1.4%，自发血栓形成的发生率在 Meta 分析中为 13%，在多中心系列中为 3%。根据作者的经验，急性创伤性Ⅰ

型 dAVF 具有相当高的自发血栓形成率，但是该结论尚未量化。

Ⅱ型 dAVF 引流至静脉窦，伴有 CVD（图 4-1B）。与Ⅰ型 dAVF 一样，约 50% 的Ⅱ型 dAVF 位于横窦 - 乙状窦，约 50% 的横窦 - 乙状窦 dAVF 是Ⅱ型。Ⅱ型 dAVF 的第二个最常见位置是海绵窦。Ⅲ型 dAVF 直接引流至皮质静脉（图 4-1C）。常见位置包括小脑幕、岩骨、上矢状窦 / 凸面和颅前窝。Ⅳ型 dAVF 直接引流至皮质静脉，伴有静脉扩张（图 4-1D），典型位置与Ⅲ型 dAVF 相似。然而，静脉扩张在颅前窝 dAVF 中最常见。有趣的是，在两项分析中，在Ⅲ型和Ⅳ型 dAVF 中都发现了好发于男性的性别偏好[15, 16]；这类似于脊髓 dAVF[17-19]。在汇总分析中，Ⅳ型 dAVF 的年出血率为 21%；在多中心研究中，这一比例为 9%。在多中心研究中，Ⅱ～Ⅳ型 dAVF 的年 NHND 发生率（5%～6%）相似，这是合理的，因为 CVD 的存在才是静脉高压的主要病因，而静脉形态或扩张的影响较小。

正如两项研究所强调的"有症状的"与"无症状的"表现并不能完全解释随后的事件发生率。未出现 NHND 或出血的Ⅱ～Ⅳ型 dAVF 患者的后续年度事件发生率确实最低（年 NHND 发生率 0%～2% 和年出血率 2%～3%）。然而，将 NHND 与出血的表现进行分层研究是很重要的。出现 NHND 的患者随后的年化 NHND 率最高（20%～23%），但年化出血率相对较低（3%～10%）。出现出血的患者最有可能再出血，但年化 NHND 率为 0%。如上所述，再出血率（年化出血率 46%）可能被年化为早期出血率而高估。

四、结语

未伴有 CVD（Ⅰ型）的 dAVF 患者可能会出现耳鸣或继发于眼静脉高压的眼部症状。除非这些 dAVF 发展为合并 CVD（1.4% 的风险），否则它们不构成 NHND 或出血的风险。在有 CVD 的 dAVF（Ⅱ～Ⅳ型）中，静脉扩张（Ⅳ型）可能是出血的一个重要危险因素。此外，NHND 表现是后续 NHND 的重要危险因素，出血性表现是后续出血的重要危险因素。年龄和性别可能不会影响 dAVF 的自然病史。鉴于抗血小板或抗凝药物可能对静脉高压有效但存在血液稀释的副作用，进行前瞻性分析或许有助于权衡利弊。其他需要评估的有趣因素是妊娠的影响（尽管 dAVF 患者的平均年龄为 50—60 岁）、典型的并发症和吸烟状况。

参考文献

[1] Houser OW, Baker HL, Rhoton AL, Okazaki H. Intracranial dural arteriovenous malformations. *Radiology* 1972;105:55–64.

[2] Djindjian R, Merland JJ. *Superselective angiography of the external carotid artery.* Berlin/ Heidelberg/New York: Springer-Verlag; 1978.

[3] Cognard C, Gobin YP, Pierot L, et al. Cerebral dural arteriovenous fistulas: clinical and angiographic correlation with a revised classification of venous drainage. *Radiology* 1995;194:671–80.

[4] Awad IA, Little JR, Akarawi WP, Ahl J. Intracranial dural arteriovenous malformations: factors predisposing to an aggressive neurological course. *J Neurosurg* 1990;72:839–50.

[5] Borden JA, Wu JK, Shucart WA. A proposed classification scheme for spinal and cranial dural arteriovenous fistulous malformations and implications for treatment. *J Neurosurg* 1995;82:166–79.

[6] Satomi J, van Dijk JM, Terbrugge KG, Willinsky RA, Wallace MC. Benign cranial dural arteriovenous fistulas: outcome of conservative management based on the natural history of the lesion. *J Neurosurg* 2002;97:767–70.

[7] van Dijk JM, ter Brugge KG, Willinsky RA, Wallace MC. Clinical course of cranial dural arteriovenous fistulas with long-term persistent cortical venous reflux. *Stroke* 2002;33:1233–6.

[8] Duffau H, Lopes M, Janosevic V, et al. Early rebleeding from intracranial dural arteriovenous fistulas: report of 20 cases and review of the literature. *J Neurosurg* 1999;90:78–84.

[9] Soderman M, Pavic L, Edner G, Holmin S, Andersson T. Natural history of dural arteriovenous shunts. *Stroke* 2008;39:1735–9.

[10] Hernesniemi JA, Dashti R, Juvela S, Vaart K, Niemela M, Laakso A. Natural history of brain arteriovenous malformations: a long-term follow-up study of risk of hemorrhage in 238 patients. *Neurosurgery* 2008;63:823–31.

[11] Gross BA, Du R. Rate of rebleeding of arteriovenous malformations in the first year after rupture. *J Clin Neurosci* 2012;19:1087–8.

[12] Barker II FG, Amin-Hanjani S, Butler WE, et al. Temporal clustering of hemorrhages from untreated cavernous malformations of the central nervous system. *Neurosurgery* 2001;49:15–24.

[13] Strom RG, Botros JA, Refai D, et al. Cranial dural arteriovenous fistulae: asymptomatic cortical venous drainage portends less aggressive clinical course. *Neurosurgery* 2009;64:241–8.

[14] Bulters DO, Mathad N, Culliford D, Millar J, Sparrow OC. The natural history of cranial dural arteriovenous fistulae with cortical venous reflux—the significance of venous ectasia. *Neurosurgery* 2012;70:312–9.

[15] Gross BA, Du R. The natural history of cerebral dural arteriovenous fistulae. *Neurosurgery* 2012;71:594–603.

[16] Gross BA, Albuquerque FC, McDougall CG, et al. A multi-institutional analysis of the untreated course of cerebral dural arteriovenous fistulas. *J Neurosurg* 2018;129:1114–9.

[17] Ropper AE, Gross BA, Du R. Surgical treatment of Type I spinal dural arteriovenous fistulas. *Neurosurg Focus* 2012;32, E3.

[18] Steinmetz MP, Chow MM, Krishnaney AA, et al. Outcome after the treatment of spinal dural arteriovenous fistulae: a contemporary single-institution series and meta-analysis. *Neurosurgery* 2004;55:77–87]. iscussion 87–78.

[19] Saladino A, Atkinson JL, Rabinstein AA, et al. Surgical treatment of spinal dural arteriovenous fistulae: a consecutive series of 154 patients. *Neurosurgery* 2010;67:1350–7. discussion 1357–1358.

第 5 章　经动脉入路栓塞
Transarterial embolization

David I. Bass　Christopher C. Young　Rajeev D. Sen　Michael R. Levitt　著

　　硬脑膜动静脉瘘（dAVF）治疗的主要目的是闭塞动脉和静脉系统之间的瘘口连接部位。介入栓塞治疗时，过多的近端动脉闭塞可能引起次级侧支供血的形成，而过多的远端静脉闭塞可能加剧静脉高压，从而引起静脉性梗死或出血[1]。对于大多数需要治疗的 dAVF，治疗的首选通常是血管内栓塞[2, 3]，但美国心脏协会（American Heart Association，AHA）尚未对治疗方式的选择提出正式的推荐意见[4]。早期血管内策略倾向于经静脉栓塞；然而，随着技术的进步，包括液态栓塞剂的开发，如氰基丙烯酸丁酯（n-butyl cyanoacrylate，n-BCA）和乙烯 – 乙烯醇共聚物（ethylene-vinyl alcohol copolymer，EVOH），为经动脉入路栓塞提供了新的栓塞材料。

　　Onyx（Medtronic，Minneapolis，MN）是将 EVOH 溶解在二甲亚砜（dimethylsulfoxide，DMSO）溶剂中，已成为治疗 dAVF 的首选栓塞剂[5, 6]，这在很大程度上是由于 Onyx 与其他黏附性液体栓塞剂相比的独特黏结性[7]。Onyx 在 20 世纪 90 年代被实验性引入猪模型中用于血管内栓塞[8]，并于 2005 年被美国食品药品管理局批准用于脑动静脉畸形的术前栓塞。随后，Onyx 的应用扩展到 dAVF 的治疗，虽然当时是超使用说明的应用[9]，但从根本上重新定义了对这些病变的血管内介入治疗。

　　本章探讨经动脉入路栓塞颅内 dAVF 的技术细节。作者从患者的选择和材料属性开始，将讨论与该策略相关的治疗结果和并发症，然后以几个说明性的病例来总结关键的学习要点。

一、手术方式的选择

伴皮质静脉反流的 dAVF（Ⅱ～Ⅲ型）被定义为高危型[10]，在大多数情况下需要治疗以防止神经功能障碍或出血[4]，特别是在皮质静脉高压的情况下。有"良性"症状，如搏动性耳鸣或眼部受累的患者也可能需要治疗以消除症状。针对以下情况，经静脉入路单独或联合经动脉入路栓塞治疗可能适用于由多支细小动脉供血，且需要分别超选择性血管造影栓塞以完全闭塞瘘口的病变[11]，或者正常引流静脉不参与引流 dAVF 所在静脉系统，如将 dAVF 引流到孤立的横窦。颈部迂曲的血管解剖会增加血管内治疗的风险，甚至有时缺乏血管通路使血管造影也不可行，因此开放手术方式可能更适合这类患者。此外，还有以穿颅骨供血的动脉为主的 dAVF 患者[2]或 dAVF 起源的供血动脉兼具供应其他重要结构（如筛部 dAVF 起源于眼动脉的分支）而栓塞治疗可能危及这些重要结构的患者[12]。在特殊情况下，血管内和开放手术方式可以结合在一起，同期通过开颅手术直接进入单纯介入无法到达的供血动脉[13]。

最初，经静脉入路是首选的血管内通路，因为此入路可通过使用传统栓塞材料（如弹簧圈），达到更高的完全闭塞率[14]。经静脉入路的成功部分源于栓塞时牺牲静脉窦，但如果 dAVF 瘘口的引流与正常的皮质静脉引流为同一通路的话，这种策略可能会增加栓塞或静脉梗死的风险[3, 15]。相比之下，经动脉入路近端栓塞方式的长期有效治愈率较差，这可能是由于动脉近端栓塞后生发的供血动脉侧支使瘘口再通所致。因此，经动脉入路被保留与其他治疗策略联合使用[14]，如术前栓塞以降低开放手术结扎时的失血量[2]，或者与经静脉入路相补充以提高血管内治疗的完全闭塞率[5]。

随着 n-BCA 的引入，治疗转向了经动脉栓塞的方法。与动脉近端栓塞相比，液体栓塞剂提高了远端栓塞弥散入瘘口区域的可行性，增加了瘘口闭塞的持久性。Onyx 随后的发展继续提高了一期单纯经动脉入路（不用联合静脉入路）的治愈率[16]，在过去 20 年经动脉入路被认为是治疗 dAVF 的首选方式[5, 17]。经动脉入路对有脑膜动脉[18]直接供血及有皮质静脉直接回流的病变特别有效[19]。同时，一些研究中心还报道了针对有间接皮质静脉反流的 dAVF 的良好结果[17]。此外，当静脉窦阻塞而无静脉通路时，还有以前认为因栓塞剂反流所致高并发症风险的颅底病变时，经动脉栓塞治疗间接皮质静脉引流的病变具有良好的安全性和有效性[19, 20]。然而，如果供血动脉起源于颅内循环或与颅内循环沟通时，或者栓塞可能损害脑神经的动脉供应时，则应避免经动脉栓塞[5]。

二、栓塞剂性能及选择

除栓塞用的动脉瘤弹簧圈外，三种最常用于经动脉入路治疗的注射栓塞产品为Onyx、n-BCA和PVA。Onyx有两种浓度EVOH的规格，其一为Onyx 18（6% EVOH），运动黏度为18cST；其二为Onyx 34（8% EVOH），运动黏度为33cST[21]。低黏度配方Onyx对细小供血血管（低流量）有更深的渗透弥散效果，而高黏度配方则适用于高流量动静脉瘘的情况。但是，这两种配方的选择标准都尚未正式建立[7]。制造商推荐在栓塞高流量瘘口（>200ml/min）或直径超过3mm的动脉供血支时，使用可解离弹簧圈增加Onyx栓塞效果[21]。

EVOH必须在有机溶剂中递送，如DMSO，以防止过早共聚[21]。因此，必须采取额外的预防措施，以防止化学暴露引起的血管毒性，如缓慢的控制性注射（注射0.3ml应控制在40s以上）[8, 22]。如果发生血管痉挛，不太可能有临床表现，通常只持续10~20min[22]。相比之下，快速注射（注射1.0ml应控制在15s以上）更大剂量的DMSO会导致腔内肉芽肿性炎症、严重血管痉挛、血栓闭塞和透壁坏死[22]。在极端情况下还会出现低血压、心律失常和死亡。

在注射过程中，DMSO迅速分散，使其在共聚物和血液或任何水性溶液之间的界面沉淀形成薄层凝聚物[8, 21]。注射液的核心在凝固前仍保持液体状态长达5min[21]。这种现象导致了许多研究者所描述的"熔岩状"流动模式，允许更长的推注时间，可以在几分钟内停止和重新启动[15, 16, 23]。最终凝固形成一个柔软的、海绵状的塞子，充满整个血管腔，迅速实现完全闭塞，而不会破碎成更小的栓塞碎片[24]。由于共聚物是聚合性（非黏性）而不是黏性，所以它不黏附在血管壁上[8, 25]。与栓塞胶（黏性）相比，这一特征被认为可以降低血栓形成和局部炎症[24]。此外，与其他栓塞剂相比，Onyx的内聚性被认为会产生更多可预测的结果，这些栓塞剂具有明显不同的弥散行为，即使经过丰富的训练，也会产生相对更随机的栓塞结果。

n-BCA是一种栓塞胶（黏性），与碘油混合，在与水性溶液接触时聚合[8]。

它很快形成一个坚硬的铸型，然后收缩远离血管壁。它的快速聚合增加了导管或近端血管过早闭塞的风险，而阻止了良好的远端穿透弥散效果[26]。当术前栓塞病变时，外科医生发现 n-BCA 闭塞的血管比 Onyx 栓塞的血管更脆弱、更难电凝烧闭。这一发现可能反映了由 n-BCA 聚合产生的热量引起的血管壁内的蛋白质变性[8]。最后，快速聚合会造成导管黏附在血管壁上而无法撤管的风险。

与 Onyx 相比，n-BCA 的一个潜在优势是操作者可以通过增加混合物中碘油浓度来改变 n-BCA 的黏度[27]。适当的黏度滴定是这种聚合物成功栓塞的关键步骤，但它需要丰富的经验才能获得最佳的结果。

PVA 由不同尺寸的海绵状微粒组成。颗粒通过物理聚集[28]或通过可逆的聚合形成闭塞物，而不是形成聚合剂或黏性胶。虽然没有粘住导管的风险，但与其他栓塞剂相比，PVA 有两个缺点，一是缺乏持久性，二是可能穿过病变进入静脉系统，进而发生与此相应的肺栓塞的风险。PVA 栓塞治疗也可能与静脉流出道阻塞所导致的围术期出血风险增加有关，在栓塞血管病变时更有可能需要用弹簧圈加强以达到类似的栓塞成功率[26]。

三、操作细节

dAVF 的 Onyx 栓塞应在全身麻醉和双球管透视下进行，以达到最佳效果（定义为瘘管完全闭塞而不是不全栓塞）。患者应充分肝素化，激活凝血时间至少为 250s。钽粉必须悬浮在 Onyx 溶液中，以便在栓塞过程中充分显影。为了做到这一点，制造商建议用力震动小瓶至少 20min（通常借助于商用的小瓶搅拌器）直至注射前。由于钽粉可以从溶液中沉淀，注射延迟可能会降低 Onyx 的可视化。

与 DMSO 兼容的微导管应用生理盐水冲洗，然后用 DMSO 填充死腔。应用 DMSO 清洗微导管的鲁尔接口处，以防止 Onyx 过早凝固。接下来，将一个装满 Onyx 的注射器以一种防止气泡形成的方式连接在导管上。一种常见的策略是将用 DMSO 过度填充导管鲁尔接口垂直握持，然后连接注射器。注射器头端垂直指向下，以在 Onyx 和 DMSO 之间创建一个清晰的界面。

Onyx 成功栓塞的关键步骤是在将微导管超选择性血管造影供入血动脉远端，尽可能靠近瘘口[29]。一旦微导管到位，可以使用"活塞式推注"技术进行栓塞[7]。用拇指按压注射器末端，注射速度为 0.16ml/min，最高可达 0.30ml/min。其目的是通过在 DMSO 从导管中清除时，控制血管壁暴露于 DMSO 的速率来防止血管毒性和血管痉挛。一旦 Onyx 到达血管内，短暂停顿 1～2min 使其能够形成一个塞子（微导管处），促进一个更可预测的栓塞模式[7, 16]。超过 2min 的暂停时间有可能导致微导管闭塞，此时，克服堵塞所需的压力可能会使微导管破裂。

栓塞过程应缓慢进行，直到静脉流出道被阻塞，然后应该再停顿一次[29]。此外，在任何时候都应采取 1～2min 的停顿以防止偏离目标的弥散，特别是在动脉的分支内操作时观察到沿微导管反流到颅内循环，如颈内动脉或基底动脉，或者观察到 Onyx 流入正常的静脉结构时[16, 25]。限制反流的程度也有助于尽量降低导管滞留的风险[27]。一旦静脉流出道被闭塞，如果必要可重新开始注射反向填充供血动脉，最终实现 dAVF 的完全闭塞[29]。栓塞材料必须完全弥散和填充至 dAVF 的静脉端。如果不能做到这一点，仅通过栓塞近端供血动脉，那么瘘口很可能会残留或复发。

在手术结束时，短暂的停顿后，轻柔回抽将微导管内的 Onyx 与血管内的铸型分开。如果导管难以拔出，很可能与过度反流、血管痉挛或动脉解剖扭曲有关。撤离导管的一种策略是沿导管施加 3～4cm 的持续牵引力几秒钟，然后适当松开并重复。在整个微导管拔除过程中，应停止引导导管内生理盐水冲洗，并用连接在微导管上的 Onyx 注射器进行持续抽吸，以防止凝固的 Onyx 碎片从微导管上脱离并在引导导管内冲洗液的推动下回到循环内而引起栓塞。

四、结果

迄今为止，Gross 等发表了规模最大的经动脉入路 dAVF 栓塞的病例研究，他们报道了 260 例初次采用血管内栓塞治疗的 dAVF 患者，173 例采用 Onyx 治疗中 61 例完全采用经动脉入路治疗。经动脉治疗治愈率为 74%，治愈定义为中位随访 4 个月的持续闭塞[30]。其他相关研究报道了类似的血管造影结果，治愈率为 50%～90%[5, 16, 19, 31-33]。一项研究比较了有意闭塞静脉窦和保留窦的临床和影像学结果。这些作者发现闭塞静脉窦组的治愈率更高，然而，这也伴随着明显更高的并发症发生率[34]。尽管并发症发生率增加，但两组患者生活质量的长期结果没有显著性差异。

关于 dAVF 经动脉栓塞后复发率的研究很少。少数评估长期结果的研究在治疗方式上存在异质性，包括经静脉或联合入路、立体定向放射外科和显微外科手术。Ambekar 等 [35] 发现，复发的可能性从 6 个月时的 60% 显著下降到 24 个月时的 10%。Chandra 等 [6] 证实了这些结果，他们的队列中所有复发均发生在初始治疗后 6 个月内。与复发率一样，临床结果的报道也不一致。dAVF 最常见的症状表现是搏动性耳鸣或眼球症状，如眼球突出和头痛。文献报道了广泛的临床改善率，达 11%～95%。然而，在这些研究中，影像上治愈后的症状恶化是罕见的 [5, 34-36]。Ng 等 [36] 发现，在他们的研究中，95% 的患者在治疗后症状有所改善，但其样本量较小。

五、并发症

经动脉 Onyx 栓塞 dAVF 后的主要并发症是栓塞物的无意移位、微导管无法拔出、术后静脉出血性脑卒中，以及与所有血管内手术相关的并发症，包括血管损伤、脑梗死或通路部位并发症，如腹膜后出血。

总体报道的并发症发生率为 0%～18% [5, 6, 18, 33, 37, 38]。有报道认为，永久性神经功能障碍最常见的原因是面神经血供被栓塞而导致的偏侧性面瘫。经动脉栓塞后报道的一种脑神经病变是三叉神经病变引起的偏侧面部感觉障碍。据报道，严重的并发症（如脑神经病变、缺血性脑卒中和静脉出血性脑卒中）是罕见的，发生在不到 2% 的病例中。有趣的是，一项研究发现，在刻意闭塞静脉窦的病例中并发症发生率增加了 33%，这表明在可能的情况下，应尽量保留静脉解剖结构 [34]。导管相关并发症发生率高达 12%，但均无症状 [5, 39]。

将 Onyx 注射入正常的脑静脉系统或反流至正常的颅内动脉可导致灾难性的后果，包括出血或缺血性脑卒中。立即采用的处理措施包括停止注射和重新行血管造影评估血管解剖。Onyx 可以通过抽吸方式或可回收支架装置从血管中取出，其类似于急性缺血性脑卒中的机械取栓方法。一般来说，在解决了这种并发症后，继续进行栓塞是可以接受的，因为不太可能发生重复的无意注射。然而，了解重要的颅外 - 颅内吻合和脑神经的血供对尽量降低损伤风险是至关重要的 [40]。需要重视的两条血管是与眼动脉吻合的筛动脉，以及供应三叉神经和面神经的脑膜中动脉岩支。除皮质和脑神经缺血外，注射入静脉系统很少会引起肺栓塞，导致急性血流动力学改变。这类并发症的整体处理原则是稳定血流动力学和神经支持治疗。

同样，在 Onyx 栓塞过程中也可能发生引流静脉窦的闭塞。虽然有时是刻意的，但如果在未了解患者静脉解剖的情况下无意堵塞（特别是在 dAVF 和正常脑静脉共享同一引流通道的情况下），这可能导致皮质静脉高压和出血性脑卒中。这强调了初始诊断性血管造影时，在看到 dAVF 的静脉结构后直至到达静脉期晚期相的重要性。

处理导管粘连时，应轻轻牵引导管使其与 Onyx 分离。这必须非常小心，以免解离已凝固的 Onyx 本身或损害周围的血管系统。如果不能拔出导管，则在进入部位切断导管，体内的部分最终会内皮化。随着具有可解脱头端的微导管的出现和应用，这种并发症变得不那么常见，只保留在 Onyx 内的导管部分，但是仍应始终采用正确的技术，缓慢注射且避免过度反流超过导管远端头端，以减少此类风险。

六、病例分析

病例 1：单侧经脑膜中动脉栓塞小脑幕 Ⅲ 型 dAVF

69 岁女性，出现头痛、恶心、呕吐 3 天，发现左侧小脑实质内出血（intraparenchymal hemorrhage，IPH）、枕骨大孔区饱满和早期脑积水（图 5-1A）。头部 CT 血管造影（CTA）显示基底池内异常动脉，血肿中心有局灶性血管扩张，考虑可能是出血的来源（图 5-1B）。患者接受了急诊枕下开颅去骨瓣减压及 C_1 椎板切除术，并放置脑室外引流管。

第二天，在全身麻醉下，诊断性血管造影显示静脉窦未闭（图 5-1C），左侧小脑幕 Ⅲ 型 dAVF，通过双侧颈外动脉（ECA）分支供血（图 5-1D）：左侧脑膜中动脉（MMA）顶后分支和右侧枕动脉耳后分支。采用 6F Benchmark 输送导管和 5F 选择导管进入左侧 ECA。在路径图指导下，Marathon 微导管（Medtronic，Minneapolis，MN）和 Mirage 微导丝（Medtronic，Minneapolis，MN）超选择性血管造影入左侧 MMA 的远端。超选择性血管造影显示瘘口充盈，无过路血管。在此处，用 DMSO 冲洗导管，然后在空白路径图引导下注射 Onyx 34，以实现 Onyx 弥散进入到整个瘘口连接区域和共同静脉球形结构（图 5-1E 和 F）。右侧 ECA 的血管造影图，包括超选择性枕动脉造影，证实瘘没有残留的血供（图 5-1G 和 H）。

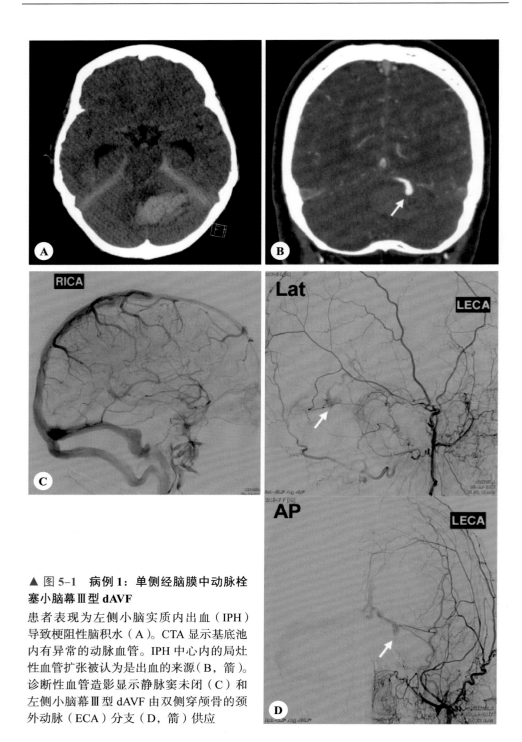

▲ 图 5-1 病例 1：单侧经脑膜中动脉栓塞小脑幕Ⅲ型 dAVF

患者表现为左侧小脑实质内出血（IPH）导致梗阻性脑积水（A）。CTA 显示基底池内有异常的动脉血管。IPH 中心内的局灶性血管扩张被认为是出血的来源（B，箭）。诊断性血管造影显示静脉窦未闭（C）和左侧小脑幕Ⅲ型 dAVF 由双侧穿颅骨的颈外动脉（ECA）分支（D，箭）供应

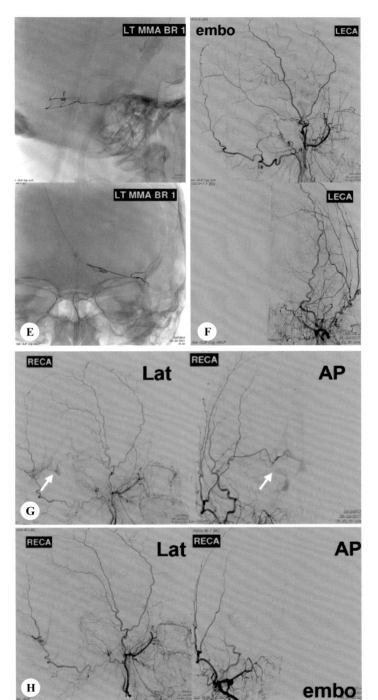

◀ 图 5–1（续）　病例 1：单侧经脑膜中动脉栓塞小脑幕 Ⅲ型 dAVF

左侧脑膜中动脉（MMA）顶后分支和右侧枕动脉耳后分支。左侧 MMA 顶后分支的超选择性血管造影显示瘘口充盈，无过路血管。应用 Onyx 34 栓塞实现了整个瘘口连接区域和共同静脉球形结构的弥散穿透（E）。最终的血管造影视图显示瘘口完全闭塞（F）。栓塞前右侧 ECA 血管造影显示枕动脉至瘘口充盈（G，箭）。在左侧 MMA 分支栓塞后，重复右侧 ECA 血管造影视图，证实瘘口没有残余供应（G 和 H）。AP. 前后位；embo. 栓塞后；Lat. 侧位；LECA. 左侧颈外动脉；LT MMA BR1. 左侧脑膜中动脉第 1 分支；RECA. 右颈外动脉；RICA. 右颈内动脉；dAVF. 硬脑膜动静脉瘘患者第二天就拔管了。她留在神经重症监护室，直到拔除脑室外引流系统，并在入院30天后出院到护理机构。1年的随访血管造影显示dAVF持续闭塞，没有复发的证据。患者最终功能恢复良好，无神经功能障碍。

病例2：双侧经脑膜中动脉栓塞凸面Ⅲ型dAVF

76岁男性，患有严重主动脉瓣狭窄和冠状动脉疾病，行冠状动脉支架治疗后服用双重抗血小板药物。冠状动脉支架置入术后，出现一次癫痫发作，包括短暂性意识混乱和表达性失语。CTA显示左侧顶叶明显的异常血管，可疑dAVF（图5-2A）。诊断性脑血管造影显示左侧顶叶凸面Ⅲ型dAVF，由双侧MMA和枕动脉分支供应（图5-2B至D）。鉴于再出血的高风险和需要继续服用双重抗血小板治疗，决定尝试用Onyx栓塞来闭塞dAVF。

将H1导管置入左侧颈总动脉，然后用加硬超滑导丝交换6F Benchmark引导导管，该导管进入左侧上颌内动脉近端。在路径图的引导下，将Marathon微导管和Mirage微导丝超选择性血管造影入左侧MMA的顶后分支。超选择性血管造影确认dAVF显影。在空白路径图引导下轻轻注射Onyx 34，直到瘘口完全闭塞（图5-2E和F）。

右侧ECA的血管造影图显示，右侧MMA分支对一小部分瘘口仍有持续供应（图5-2G）。通过MMA的顶后分支进一步用Onyx 34进行栓塞（图5-2H，黑箭和红箭），随后的血管造影视图显示瘘管完全栓塞（图5-2I）。患者在手术后恢复良好，无不良后遗症。随访1年的血管造影显示dAVF没有残留或复发，也没有进一步的临床事件。

病例3：经动静脉联合入路栓塞复杂横窦－乙状窦交界区Ⅲ型dAVF

64岁女性，经历几个月的渐进性神经功能减退，包括频繁跌倒、意识混乱和间歇性表达性失语症。脑部MRI显示蛇形血管，怀疑为血管畸形。在另外一家医疗机构进行的诊断性脑血管造影报道了一个复杂的左侧横窦－乙状窦交界区dAVF，并伴有明显的皮质静脉反流。由于为症状性高级别的dAVF，患者被转诊进行血管内栓塞。

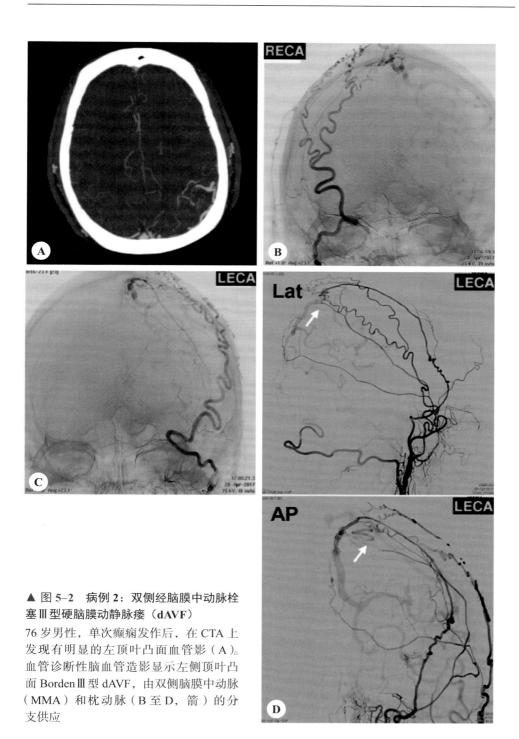

▲ 图 5-2　病例 2：双侧经脑膜中动脉栓塞 Ⅲ 型硬脑膜动静脉瘘（dAVF）

76 岁男性，单次癫痫发作后，在 CTA 上发现有明显的左顶叶凸面血管影（A）。血管诊断性脑血管造影显示左侧顶叶凸面 Borden Ⅲ 型 dAVF，由双侧脑膜中动脉（MMA）和枕动脉（B 至 D，箭）的分支供应

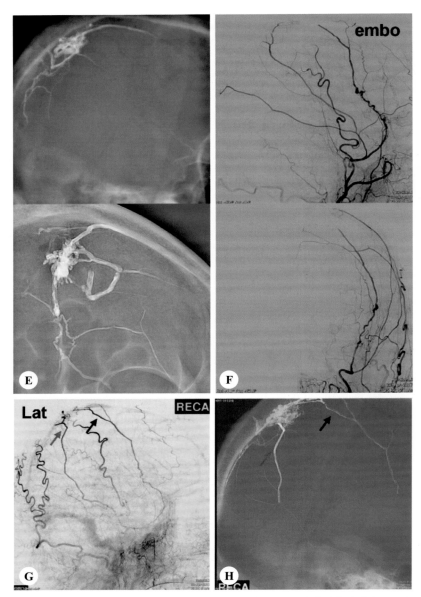

▲ 图 5-2（续） **病例 2：双侧经脑膜中动脉栓塞 Ⅲ 型硬脑膜动静脉瘘（dAVF）**
超选择性血管造影图像显示瘘口通过左侧 MMA 的顶后分支供应。用 Onyx
34 进行栓塞使 dAVF（E 和 F）完全闭塞。然而，重复血管造影图像显示由
右侧 MMA 分支（G，箭）供应一小部分瘘口持续存在。在进一步栓塞右侧
MMA 前支（H，黑箭）后，仍有一小部分瘘口残留。超选择性右侧 MMA
顶后分支血管造影图像显示其仍供应 dAVF，随后进一步栓塞（H，红箭）

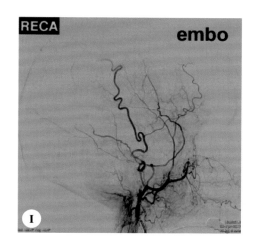

◀ 图 5–2（续）　**病例 2：双侧经脑膜中动脉栓塞 III 型硬脑膜动静脉瘘（dAVF）**
最终的血管造影图像显示瘘口完全闭塞（I）。AP. 前后位；embo. 栓塞后；Lat. 侧位；LECA. 左侧颈外动脉；RECA. 右侧颈外动脉

　　血管造影图像显示左侧复杂的横窦 – 乙状窦 dAVF，通过延时血管造影静止图中可见动脉供应来自右侧枕动脉（图 5–3A）、左侧脑膜后动脉及肌支（图 5–3B）、左侧 MMA 和枕动脉（图 5–3C）及左侧脑膜垂体干（图 5–3D₁ 至 E₃）参与供血。通过对血管造影的评估，确定联合经动脉及静脉入路治疗 dAVF。

　　通过左股总静脉鞘将 5F Envoy 导管置于左颈静脉球部。XT-27 微导管顺 Synchro2 微导丝（Stryker，Kalamazoo，MI）引导滑行进入左侧横窦远端。将压力计连接到微导管上，以记录整个经动脉部分栓塞的连续静脉压力测量值。该瘘口静脉湖内的初始经静脉压力升高至 $41cmH_2O$，提示动静脉分流。

　　通过放置在左侧 ECA 的 6F Benchmark 引导导管，将 Marathon 微导管和 Mirage 微导丝置于左侧 MMA 的岩鳞部，直到接近瘘口。注射 Onyx 34，直到像大部分瘘口被栓塞一样进入左侧横窦 – 乙状窦交界区，注意防止沿岩支反流以保护面神经。由于瘘口似乎直接引流入横窦 – 乙状窦，而大多数瘘口吻合网没有明显的静脉湖样结构（图 5–4A），静脉窦也被栓塞了。

　　随后的左、右侧 ECA 血管造影图像显示，双侧枕支持续充盈瘘口（图 5–4B 和 C）。左侧椎动脉也显示通过脑膜后分支和枕支持续供应瘘口。通过之前经静脉置于左侧横窦近端的 XT-27 微导管进一步栓塞。先用弹簧圈填充横窦远端，以便为 Onyx 栓塞提供了"脚手架"的作用（图 5–4D）。进一步经静脉途径注射

Onyx 34 进行栓塞，直到静脉窦完全充盈，并且左侧颈总动脉和椎动脉造影图像
显示瘘口无引流征象（图 5-4E 和 F ）。

患者拔管后住进神经重症监护室，观察 2 天后出院到专业的护理机构康复。
她的病情持续改善，4 个月后，她脱离了辅助生活设施，回到独立生活中。

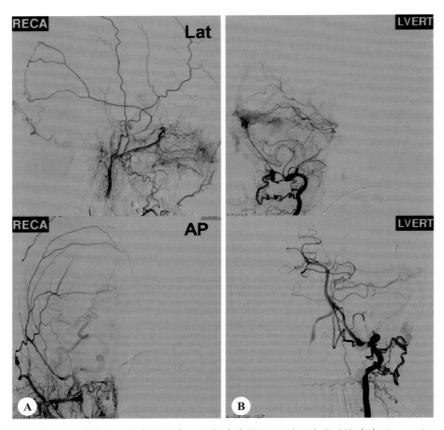

▲ 图 5-3　病例 3：复杂的横窦 - 乙状窦交界区 Ⅲ 型硬脑膜动静脉瘘（dAVF）
64 岁女性，表现为进行性意识混乱和跌倒，MRI 显示蛇形血管影可疑为血管畸
形。诊断性脑血管造影显示一个复杂的左侧横窦 - 乙状窦交界区 dAVF，动脉供
应源于右颈外动脉（ECA）经右枕动脉的分支（A），左椎动脉经脑膜后动脉和肌
支（B）

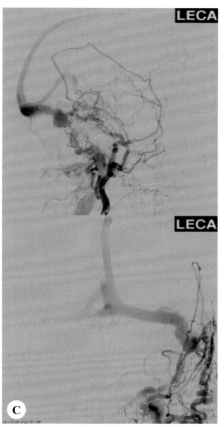

◀ 图 5-3（续）　病例 3：复杂的横窦 - 乙状窦交界区 Ⅲ 型硬脑膜动静脉瘘（dAVF）

左侧 ECA 经脑膜中动脉和枕动脉分支（C），左颈内动脉（ICA）通过脑膜垂体干（MHT）（D 和 E）。通过左侧 ICA 延时侧位（D₁至 D₃）和前后位（E₁至 E₃）造影图像显示由 MHT 供应

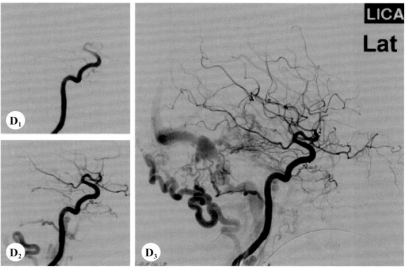

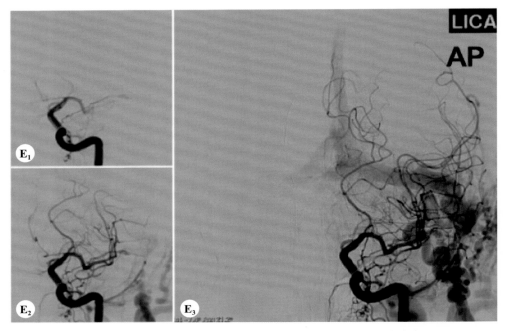

▲ 图 5-3（续） **病例 3：复杂的横窦 - 乙状窦交界区 Ⅲ 型硬脑膜动静脉瘘（dAVF）**
左颈内动脉（ICA）通过脑膜垂体干（MHT）（D 和 E）。通过左侧 ICA 延时侧位（D_1 至 D_3）和前后位（E_1 至 E_3）造影图像显示由 MHT 供应。AP. 前后位；Lat. 侧位；LECA. 左侧颈外动脉；LICA. 左侧颈内动脉；LVERT. 左侧椎动脉；RECA. 右侧颈外动脉

结论

由于 Onyx 的使用，经动脉栓塞已被证明是一种安全有效的治疗高级别 dAVF 的方法。注射后，Onyx 形成海绵状塞子，可从动脉端进入静脉端填塞，此种单一干预措施通过长期持久性获得较高的闭塞率。值得注意的是，这种策略的静脉窦闭塞的风险相当低，最大限度地降低了血管内治疗期间发生重大并发症的概率。经动脉入路也可以与其他策略联合使用，如经静脉入路栓塞，从而安全治疗以前被认为采用血管内治疗太危险的复杂病变。

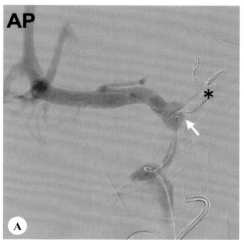
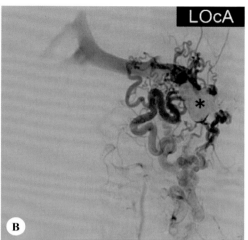
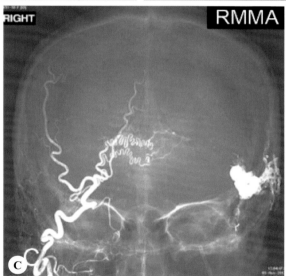

▲ 图 5-4　病例 3：经动静脉联合入路栓塞横窦 – 乙状窦交界区 Ⅲ 型硬脑膜动静脉瘘（dAVF）

将微导管引导至左侧脑膜中动脉（MMA）的岩鳞部直到靠近瘘口点处，注射 Onyx 34 直到左侧横窦 - 乙状窦结合部的大部分瘘口点，还有多条供血血管被栓塞（A 和 B）。注意防止沿岩骨嵴的反流，以保护面神经。血管造影图像显示双侧颈外动脉和枕动脉持续充盈瘘管并直接引流进入横窦 - 乙状窦，没有明显的瘘口静脉球结构（B 和 C）

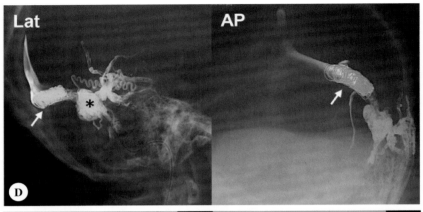

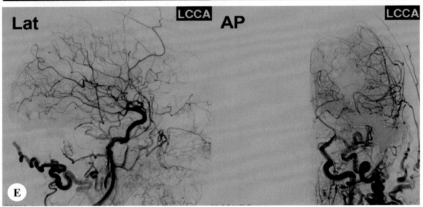

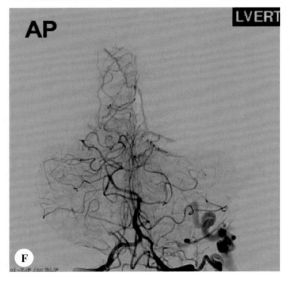

◀ 图 5-4（续） 病例 3：经动静脉联合入路栓塞横窦 - 乙状窦交界区 Ⅲ 型硬脑膜动静脉瘘（dAVF）

通过经静脉内 XT-27 微导管（D，箭）继续弹簧圈栓塞横窦远端，进一步经静脉使用 Onyx 34 注射栓塞直到静脉窦完全闭塞（D，*），同时参照左侧颈总动脉和椎动脉造影（E 和 F）没有瘘口处的异常引流。AP. 前后位；Lat. 侧位；LCCA. 左侧颈总动脉；LOcA. 左侧枕动脉；LVERT. 左侧椎动脉；RMMA. 右侧脑膜中动脉

参 考 文 献

[1] Halbach VV, Higashida RT, Hieshima GB, Mehringer CM, Hardin CW. Transvenous embolization of dural fistulas involving the transverse and sigmoid sinuses. *Am J Neuroradiol* 1989;10(2):385–92.

[2] Kakarla UK, Deshmukh VR, Zabramski JM, Albuquerque FC, McDougall CG, Spetzler RF. Surgical treatment of high-risk intracranial dural arteriovenous fistulae: clinical outcomes and avoidance of complications. *Neurosurgery* 2007;61(3):447–59. https://doi.org/10.1227/01.NEU.0000280007.72190.F1.

[3] Tomak PR, Cloft HJ, Kaga A, et al. Evolution of the management of tentorial dural arteriovenous malformations. *Neurosurgery* 2003;52(4):750–62. https://doi.org/10.1227/01. NEU.0000053221.22954.85.

[4] Reynolds MR, Lanzino G, Zipfel GJ. Intracranial dural arteriovenous fistulae. *Stroke* 2017;48(5):1424–31. https://doi.org/10.1161/STROKEAHA.116.012784.

[5] Natarajan SK, Ghodke B, Kim LJ, Hallam DK, Britz GW, Sekhar LN. Multimodality treatment of intracranial dural arteriovenous fistulas in the Onyx era: a single center experience. *World Neurosurg* 2010;73(4):365–79. https://doi.org/10.1016/j. wneu.2010.01.009.

[6] Chandra R, Leslie-Mazwi T, Mehta B, et al. Transarterial onyx embolization of cranial dural arteriovenous fistulas: long-term follow-up. *Am J Neuroradiol* 2014;35(9):1793–7. https://doi.org/10.3174/ajnr.A3938.

[7] Siekmann R. Basics and principles in the application of onyx LD liquid embolic system in the endovascular treatment of cerebral arteriovenous malformations. *Interv Neuroradiol* 2005;11(Suppl. 1):131–40. https://doi.org/10.1177/15910199050110s117.

[8] Murayama Y, Viñuela F, Ulhoa A, et al. Nonadhesive liquid embolic agent for cerebral arteriovenous malformations: preliminary histopathological studies in swine rete mirabile. *Neurosurgery* 1998;43(5):1164–72. https://doi.org/10.1097/00006123–199811000–00081.

[9] Rezende MTS, Piotin M, Mounayer C, Spelle L, Abud DG, Moret J. Dural arteriovenous fistula of the lesser sphenoid wing region treated with Onyx: technical note. *Neuroradiology* 2006;48(2):130–4. https://doi.org/10.1007/s00234–005–0020–9.

[10] Borden JA, Wu JK, Shucart WA. A proposed classification for spinal and cranial dural arteriovenous fistulous malformations and implications for treatment. *J Neurosurg* 1995. https://doi.org/10.3171/jns.1995.82.2.0166.

[11] Lekkhong E, Pongpech S, TerBrugge KG, et al. Arteriovenous shunts through occluded venous segments : experience in 51 patients. *Am J Neuroradiol* 2011;32:1738–44.

[12] Lawton MT, Chun J, Wilson CB, Halbach VV. Ethmoidal dural arteriovenous fistulae: an assessment of surgical and endovascular management. *Neurosurgery* 1999;45(4):805–11. https://doi.org/10.1097/00006123–199910000–00014.

[13] Doolan BJ, Paldor I, Mitchell PJ, Morokoff AP. First line direct access for transarterial embolization of a dural arteriovenous fistula: case report and literature review. *J Clin Neurosci* 2018;48:214–7. https://doi.org/10.1016/j.jocn.2017.10.070.

[14] Kiyosue H, Hori Y, Okahara M, et al. Treatment of intracranial dural arteriovenous fistulas: current strategies based on location and hemodynamics, and alternative techniques of transcatheter embolization. *Radiographics* 2004;24(6):1637–53. https://doi. org/10.1148/rg.246045026.

[15] Macdonald JHM, Millar JS, Barker CS. Endovascular treatment of cranial dural arteriovenous fistulae: a single-centre, 14–year experience and the impact of Onyx on local practise. *Neuroradiology* 2010;52(5):387–95. https://doi.org/10.1007/s00234–009–0620–x.

[16] Nogueira RG, Dabus G, Rabinov JD, et al. Preliminary experience with Onyx embolization for the treatment of intracranial dural arteriovenous fistulas. *Am J Neuroradiol* 2008;29(1):91–7. https://doi.org/10.3174/ajnr.A0768.

[17] Mantilla D, Le Corre M, Cagnazzo F, et al. Outcome of transarterial treatment of dural arteriovenous fistulas with direct or indirect cortical venous drainage. *J Neurointerv Surg* 2018;10(10):958–63. https://doi.org/10.1136/

neurintsurg-2017–013476.

[18] Abud TG, Nguyen A, Saint-Maurice JP, et al. The use of Onyx in different types of intracranial dural arteriovenous fistula. *Am J Neuroradiol* 2011;32(11):2185–91. https://doi.org/10.3174/ajnr.A2702.

[19] Cognard C, Januel AC, Silva NA, Tall P. Endovascular treatment of intracranial dural arteriovenous fistulas with cortical venous drainage: new management using onyx. *Am J Neuroradiol* 2008;29(2):235–41. https://doi.org/10.3174/ajnr.A0817.

[20] Elhammady MS, Wolfe SQ, Farhat H, Moftakhar R, Aziz-Sultan MA. Onyx embolization of carotid-cavernous fistulas: clinical article. *J Neurosurg* 2010;112(3):589–94. https://doi.org/10.3171/2009.6.JNS09132.

[21] Micro Therapeutics. *Onyx liquid embolic system—instructions for use.* Dublin, Ireland: Medtronic; 2003. https://www.accessdata.fda.gov/cdrh_docs/pdf3/P030004c.pdf. [Accessed 18 November 2020].

[22] Chaloupka JC, Huddle DC, Alderman J, Fink S, Hammond R, Vinters HV. A reexamination of the angiotoxicity of superselective injection of DMSO in the swine rete embolization model. *Am J Neuroradiol* 1999;20(3):401–10.

[23] Natarajan SK, Britz GW. Multimodality treatment of brain arteriovenous malformations with microsurgery after emobolization with Onyx: single-center experience and technical nuances. *Neurosurgery* 2008;62(6):1213–26. https://doi.org/10.1227/01. NEU.0000316860.35705.AA.

[24] Akin ED, Perkins E, Ross IB. Surgical handling characteristics of an ethylene vinyl alcohol copolymer compared with N-butyl cyanoacrylate used for embolization of vessels in an arteriovenous malformation resection model in swine. *J Neurosurg* 2003;98(2):366–70. https://doi.org/10.3171/jns.2003.98.2.0366.

[25] Mounayer C, Hammami N, Piotin M, et al. Nidal embolization of brain arteriovenous malformations using onyx in 94 patients. *Am J Neuroradiol* 2007;28(3):518–23.

[26] Tomsick TA, Purdy P, Horowitz M, et al. N-butyl cyanoacrylate embolization of cerebral arteriovenous malformations: results of a prospective, randomized, multi-center trial. *Am J Neuroradiol* 2002;23(5):748–55.

[27] Loh Y, Duckwiler GR. A prospective, multicenter, randomized trial of the Onyx liquid embolic system and N-butyl cyanoacrylate embolization of cerebral arteriovenous malformations: clinical article. *J Neurosurg* 2010;113(4):733–41. https://doi. org/10.3171/2010.3.JNS09370.

[28] Timasheff S, Bier M, Nord F. Aggregation phenomena in polyvinyl alcohol-acetate solutions. *Proc Natl Acad Sci* 1949;35:364–8.

[29] Carlson AP, Taylor CL, Yonas H. Treatment of dural arteriovenous fistula using ethylene vinyl alcohol (Onyx) arterial embolization as the primary modality: short-term results. *J Neurosurg* 2007;107(6):1120–5. https://doi. org/10.3171/jns.2007.107.6.1120.

[30] Gross BA, Albuquerque FC, Moon K, Mcdougall CG. Evolution of treatment and a detailed analysis of occlusion, recurrence, and clinical outcomes in an endovascular library of 260 dural arteriovenous fistulas. *J Neurosurg* 2017;126(6):1884–93. https://doi.org/10.3171/2016.5.JNS16331.

[31] Chew J, Weill A, Guilbert F, Raymond J, Audet ME, Roy D. Arterial onyx embolisation of intracranial DAVFs with cortical venous drainage. *Can J Neurol Sci* 2009;36(2):168–75. https://doi.org/10.1017/S0317167100006521.

[32] Chong WKW, Holt M. Endovascular therapy for intracranial dural arteriovenous fistulas. *Neuroradiol J* 2006;19(4):537–49. https://doi.org/10.1177/197140090601900411.

[33] Hu YC, Newman CB, Dashti SR, Albuquerque FC, McDougall CG. Cranial dural arteriovenous fistula: transarterial Onyx embolization experience and technical nuances. *J Neurointerv Surg* 2011;3(1):5–13. https://doi.org/10.1136/jnis.2010.003707.

[34] Ertl L, Brückmann H, Kunz M. Endovascular therapy of low- and intermediate-grade intracranial lateral dural arteriovenous fistulas: a detailed analysis of primary success rates, complication rates, and long-term follow-up of different technical approaches. *J Neurosurg* 2017;126:360–7. https://doi.org/10.3171/2016.2.JNS152081.360.

[35] Ambekar S, Gaynor BG, Peterson EC, Elhammady MS. Long-term angiographic results of endovascularly "cured" intracranial dural arteriovenous fitulas. *J Neurosurg* 2016;124(4):1123–7. https://doi.org/10.3171/2015.3.JNS1558.

[36] Ng PP, Higashida RT, Cullen S, Malek R, Halbach VV, Dowd CF. Endovascular strategies for carotid cavernous and intracerebral dural arteriovenous fistulas. *Neurosurg Focus* 2003;15(4):1–6. https://doi.org/10.3171/foc.

2003.15.4.7.

[37] Ghobrial GM, Marchan E, Nair AK, et al. Dural arteriovenous fistulas: a review of the literature and a presentation of a single institution's experience. *World Neurosurg* 2013;80(1–2):94–102. https://doi.org/10.1016/j.wneu.2012.01.053.

[38] Rangel-Castilla L, Barber SM, Klucznik R, Diaz O. Mid and long term outcomes of dural arteriovenous fistula endovascular management with Onyx. Experience of a single tertiary center. *J Neurointerv Surg* 2014;6(8):607–13. https://doi.org/10.1136/neurintsurg-2013–010894.

[39] Lv X, Jiang C, Li Y, Wu Z. Results and complications of transarterial embolization of intracranial dural arteriovenous fistulas using Onyx-18: clinical article. *J Neurosurg* 2008;109(6):1083–90. https://doi.org/10.3171/JNS.2008.109.12.1083.

[40] Geibprasert S, Pongpech S, Armstrong D, Krings T. Dangerous extracranial-intracranial anastomoses and supply to the cranial nerves: vessels the neurointerventionalist needs to know. *Am J Neuroradiol* 2009;30(8):1459–68. https://doi.org/10.3174/ajnr.A1500.

第6章 经静脉入路栓塞治疗硬脑膜动静脉瘘

Transvenous embolization of cerebral dural arteriovenous fistulas

Jawad M. Khalifeh   Robert T. Wicks   Jennifer E. Kim   Justin M. Caplan
Cameron G. McDougall   著

硬脑膜动静脉瘘（dAVF）的自然病史和治疗指征在本书的其他部分介绍。本章重点介绍经静脉入路治疗 dAVF。经静脉入路在间接型颈内动脉海绵窦瘘（carotid cavernous fistula，CCF）的治疗中特别有效，这一疾病将在本书其他章节中单独论述。

血管内栓塞是大部分 dAVF 的主要治疗方法[1-3]。血管内治疗的目的是阻塞瘘口及其静脉引流起始端[1]。完全闭塞瘘口可以阻断病理性动静脉分流，并消除相应的静脉高压，从而缓解神经症状，降低长期颅内出血的风险[2, 4]。重要的是，不完全的动脉或静脉栓塞不是持久的解决方案。这与动脉侧支循环募集并导致 dAVF 复发相关，甚至可能在数周到数月的时间内形成高危的软脑膜或皮质静脉引流，出血风险更高[5, 6]。

经静脉栓塞对于无法安全和方便进行经动脉入路治疗的 dAVF 尤其有效，包括具有多支供血动脉的大型或复杂的 dAVF，以及不完全治疗的 dAVF[1, 2, 7, 8]。本章综述了经静脉栓塞颅内 dAVF 的适应证和操作技巧。作者将讨论重要的解剖学因素，并通过典型病例分别展示简单的和更具挑战性的情况。

一、历史回顾

18 世纪中期，William Hunter 博士在一系列关于主动脉和外周动脉瘤的评论中首次描述了动静脉沟通或 "动脉瘤样静脉曲张"[9]。他在文章中指出，"静脉会扩张或变为静脉曲张，由于动脉血流的加入，静脉会有搏动性颤动"，并建议对这些畸形进行非手术治疗，因为他认为与"真正的动脉瘤"相比，破裂风险较低[10]。1873 年，Francesco Rizoli 描述了 1 例基底在硬脑膜上的动静脉瘤的尸检结果，同时可见枕动脉扩张增粗的分支与横窦之间的异常交通[11]。Harvey Cushing、Percival Bailey 及 Walter Dandy 报道了他们的一系列颅内动静脉"瘤"病例，其中许多是外伤导致的 CCF[12-14]。

　　这些病变的外科治疗包括单纯结扎颈总动脉、颈内动脉和（或）颈外动脉，结扎颈部和颅内颈动脉以孤立瘘口（对于 CCF），以及在供血动脉内填塞肌肉或注入其他颗粒物消除瘘口[13, 15, 16]。在 20 世纪的大部分时间里，显微手术切除或离断引流静脉是治疗症状性 dAVF 的主要方法。Hugosson 及之后的 Sundt 和 Piepgras 描述了采用显微外科手术孤立或切除横窦以消除横窦 – 乙状窦交界区 dAVF[17, 18]。然而，这些手术往往合并高失血量、高复发率、高术后并发症率和死亡率。数字减影血管造影术和现代血管内治疗技术彻底改变了 dAVF 的治疗，使得术者可以直接到达病变及其供血动脉和引流静脉，并经导管输送球囊、颗粒、液体栓塞剂、弹簧圈和其他栓塞材料栓塞 dAVF。

　　早期经验表明，经静脉栓塞横窦、乙状窦和海绵窦区的 dAVF 具有较高的治愈率[19, 20]。研究表明影像学治愈率和临床治愈率分别为 71%～87.5% 和 83%～96%[21]。然而，经静脉入路可能会受到解剖限制，如受累硬脑膜静脉窦内血栓形成、静脉结构狭窄或扭曲，或者需要维持正常的引流通路[22]。而且，经动脉入路因其相对安全、有效和术者对于超选择性血管造影技术相对熟悉，成为了血管内治疗的首选方法。尤其是近来能够向远端静脉出路内弥散的非黏附性液体栓塞剂的出现，大大提高了经动脉入路的临床应用[7, 23, 24]。

二、概览和指征

　　经静脉入路栓塞包括通过引流静脉，窦或皮质静脉逆向超选择性血管造影，到达瘘口区域[2, 7]，并常通过远端微导管输送栓塞材料，闭塞静脉流出道[7]。对于有些累及横窦、乙状窦的 dAVF，还可能采用非堵塞或球囊和支架成形方法进行治疗[25]。治疗的目的是完全消除 dAVF，同时保护正常的静脉引流通路。栓塞材料可选用可解脱弹簧圈、颗粒（如聚乙烯醇颗粒、真丝线段和聚左乳酸微球）

和（或）液态栓塞材料［如无水乙醇、氰基丙烯酸丁酯（n-BCA）和乙烯 – 乙烯醇共聚物（Onyx，Medtronic）］[4, 24]。

当受累引流静脉或静脉窦由于 dAVF 的存在而变得没有正常引流功能时，经静脉入路栓塞是安全的 [7, 8, 26]。由于脑组织可以通过其他未受影响的静脉窦或侧支循环引流，受累的静脉窦可以闭塞。少数情况下，由于静脉窦存在狭窄、闭塞或分隔，静脉入路受限（受累静脉窦发生血栓形成和狭窄的发生率分别为 71% 和 25% [27]），常需要手术经颅建立入路以完全栓塞瘘口 [7, 28]，也可以利用介入开通静脉窦技术通过部分或完全血栓化的静脉窦建立通路 [29, 30]。

选择经静脉入路栓塞前，需要精确定位瘘口位置和引流方式，并充分评估栓塞后静脉引流的改变。有正常引流功能的静脉窦闭塞可能并发静脉梗死或颅内出血。因此，如果汇入受累静脉窦的皮质静脉尚有前向血流（如 Labbé 静脉汇入横窦，Trolard 静脉汇入上矢状窦），则需要重新考虑其他入路 [19]。另外，不完全栓塞或部分栓塞病变的静脉窦可能会导致动静脉瘘引流转向皮质静脉，导致神经症状加重和 dAVF 血流动力学恶化，最终导致梗死和出血 [6, 7]。球囊闭塞试验是一种有效的辅助手段，可以预先评估静脉窦闭塞后的反应和出现皮质静脉反流的可能性 [8, 27]。

三、技术细节

成功治疗 dAVF 的关键在于充分了解病变。必须确定瘘口的精确位置，有些情况下，可能存在多个瘘口，术前应该充分确认；瘘口也可能因多支供血动脉参与而血流量很大，使得动静脉短路的起始点很难精确定位。尽可能多地进行超选择性血管造影可以帮助确定瘘口，仔细观察开始的几帧图像，最先延续为静脉的部位即为瘘口。推荐在全麻下造影，可以避免运动伪影影响图像质量。有时候，需要通过多支供血动脉超选择性血管造影来确认动静脉短路存在共同的一个点，而非多瘘口。当瘘口有多支供血动脉分支参与供血时，有时通过观察瘘口对侧较小供血动脉影像可以更容易地辨认瘘口的准确位置。若瘘的流速很快，栓塞部分供血动脉也将使得辨认瘘口的准确位置更加容易。另外，经动脉入路栓塞减少瘘口血流，也能促进最终经静脉入路栓塞。

一旦瘘口位置确定，下一个问题就是如何更好地到达瘘口，可以经动脉、静脉、直接穿刺、开放手术，或者通过上述方法的组合到达瘘口。通常情况下，最简单的方法也是最安全的。无论采取何种办法，越靠近瘘口和静脉出路，获得治愈的可能性越大。在血管内治疗中，经动脉入路有它的优势，若发生术中破裂，可以更容易闭塞供血动脉。但是，经动脉入路并不总能接近瘘口，并安全地将足量的栓塞材料填塞到瘘口和静脉端。而且如果存在多支供血动脉，就很难防止竞争的动脉血流将栓塞材料从瘘口冲走。另外，从动脉端填塞发生异位栓塞的风险更高。对于经静脉入路栓塞，如果超选择性血管造影过程中发生（动脉化的）静脉穿孔，将更难处理，原因是导管通常位于穿孔部位的下游。因此，控制动脉端血流和穿孔比微导管头端位置更重要 [31]。静脉入路的优势在于异位栓塞的风险很低。一旦从静脉端到达瘘口位置，可以通过微导管造影确认，该造影常可以显示逆向充盈的供血动脉。由于动脉化的引流静脉没有正常的引流功能，当微导管到达合适位置后，栓塞静脉流出道的风险最小。事实上，只有闭塞静脉端才能可靠、持久地治愈瘘。有些情况下，离开瘘口一定距离栓塞单一的静脉流出道可以获得治愈，但是距离瘘口越远进行栓塞，瘘本身越容易找到其他静脉出路，导致无法治愈。

四、临床病例

为了更详细地说明技术细节，下面将采用 3 个典型病例加以说明。

病例 1

中年男性，既往体健，表现为左侧搏动性耳鸣，发现左侧横窦 – 乙状窦的 Borden I 型 dAVF（图 6-1A）。尽管认识到该瘘出血的风险不大，但由于症状持续，影响生活，患者仍希望接受治疗。由于供血动脉范围广泛，不太可能通过动脉入路获得治愈，所以选择静脉入路（图 6-1B）。在有些类似的 dAVF 中，可以采用液体栓塞剂经动脉栓塞，并同时利用大的顺应性球囊保护乙状窦 [32]，但对于该患者并非合适的方案。同样在某些患者中，乙状窦内存在独立的瘘的引流通道，可以经静脉（或经动脉）栓塞，同时保留窦的正常部分 [33, 34]，但该例患者没有此类通道。造影还显示左侧 Labbé 静脉通过窦汇引流到右侧，动脉汇入点位于 Labbé 静脉汇入点外侧，因此选择经静脉入路栓塞，闭塞乙状窦，更有可能获得治愈（图 6-1C 至 E）。由于动脉汇入点非常靠近 Labbé 静脉的汇入点，使用弹簧圈精确地闭塞血管比较困难，因此利用微血管塞（MVP，Medtronic）放置在 Labbé 静脉入口外侧形成一个"屏障"阻挡弹簧圈。这样既

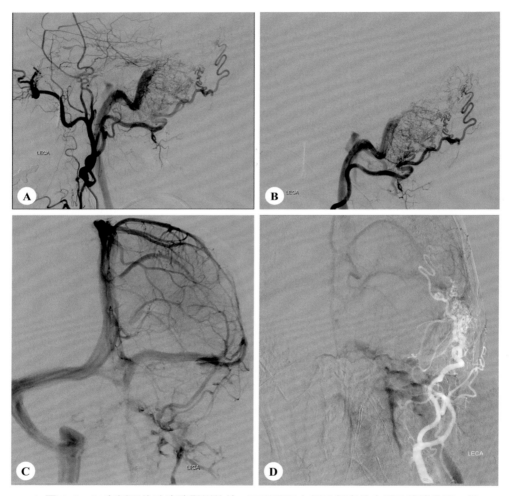

▲ 图 6-1　A. 左侧颈外动脉造影侧位片，可见累及左侧乙状窦的广泛动静脉分流，供血动脉包括左侧脑膜中动脉多个分支和明显扩张的左侧枕动脉；B. 左侧枕动脉超选择性血管造影显示枕动脉明显扩张，无数分支供应瘘口，且没有独立的静脉引流通道；C. 左侧颈内动脉造影（静脉期）的正位片，由于乙状窦内存在高流量的动脉化血流，左侧乙状窦不显示；左侧半球正常皮质的引流，包括 Labbé 静脉，引流至左侧横窦，然后逆向通过窦汇引流至右侧颈静脉

有效地闭塞横窦 – 乙状窦交界区的静脉窦，也为更致密地填塞弹簧圈提供了反向支撑，而不影响 Labbé 静脉（图 6–1F 和 G）。另外，在经静脉栓塞之前，枕动脉的供血分支采用 Onyx（Medtronic）栓塞，以促进静脉入路栓塞时血栓化（图 6–1H 至 K）。

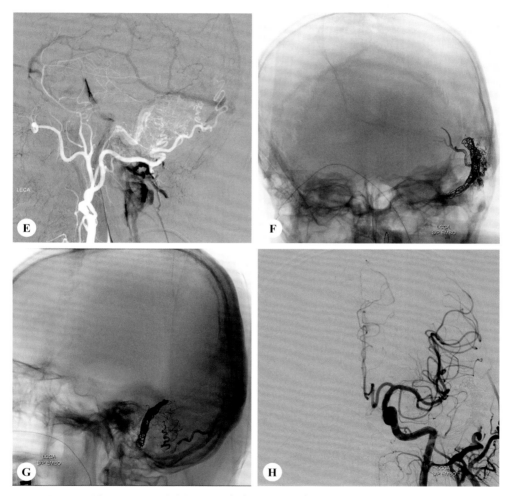

▲ 图 6–1（续）　D 和 E. 左侧颈总动脉造影正侧位片，通过调整减影蒙片的相位到动脉早期，可以显示 Labbé 静脉与动脉汇入处最内侧之间的关系，可见 Labbé 静脉非常接近瘘口；Labbé 静脉与横窦连接处和向窦汇的流出道必须保留；F 和 G. 栓塞后正侧位不减影图像，可见栓塞材料，包括动脉端注入的 Onyx、静脉端植入的 MVP 塞子和填塞的弹簧圈

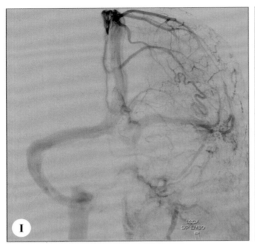

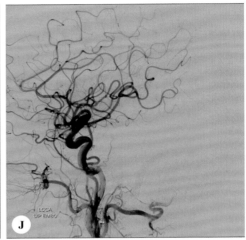

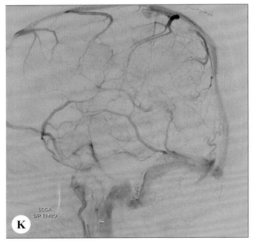

▲ 图 6-1（续） H 至 K. 左侧颈总动脉造影正位片［早期（H）和晚期（I）］和侧位片［早期（J）和晚期（K）］，造影显示瘘被治愈，术后 3 个月的血管造影随访稳定

病例 2

60 岁男性，因频繁加重的鼻窦感染就诊，并发现左额窦黏液囊肿。患者在 30 年前因被袭击导致左眼眶骨折并进行了手术修复。在计划手术切除鼻窦黏液囊肿时，术前头颅 MR 发现沿左颅前窝底内侧的扩张静脉，提示可能存在血管畸形（图 6-2A）。随后进行了脑血管造影检查，证实是 Borden Ⅲ 型筛窦 dAVF，主要由左侧眼动脉的筛骨支和上颌动脉供血，并引流至前皮质静脉，后进入上矢状窦（图 6-2B 和 C）。左侧上颌动脉超选择性血管造影没有发现安全、直接

到达瘘口的动脉路径（图 6-2D）。虽然许多筛窦 dAVF 是通过外科手术来治疗的，但在这个病例中，静脉通路很直接，血管内治疗也是一种安全的选择。中间导管置于横窦后 1/3 处，在其支撑下，将 Headway Duo 微导管（Microvention, Inc.）置入上矢状窦的前部，并到达瘘口（图 6-2E 和 F）。在瘘口填塞弹簧圈，完全闭塞瘘口（图 6-2G 和 H）。

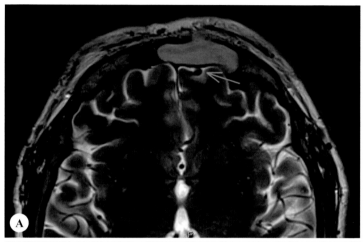

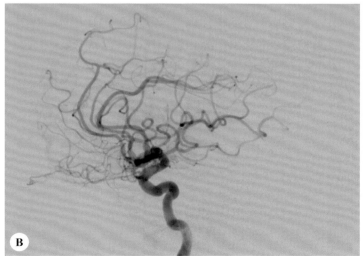

▲ 图 6-2　A. 用来评估左额窦黏液囊肿的头颅 MR T_2 加权图像轴位片，箭所示为扩张的皮质静脉，提示可能存在血管畸形；B. 左侧颈内动脉造影侧位片，显示左侧眼动脉筛骨支早期充盈颅前窝皮质静脉引流

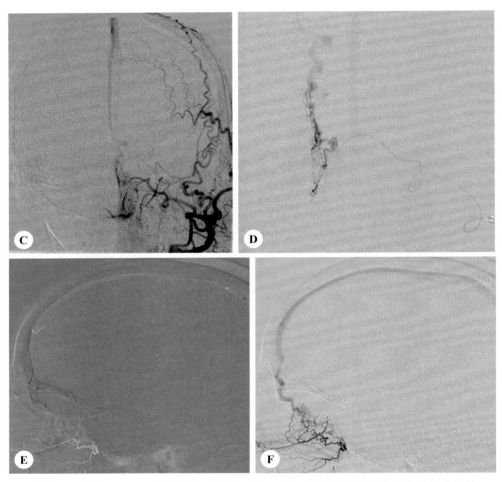

▲ 图 6–2（续） **C.** 左侧颈外动脉造影正位片，显示扩张的上颌动脉终末支供应颅前窝硬脑膜动静脉瘘（**dAVF**），通过前额皮质静脉引流至前部上矢状窦；**D.** 经由供应颅前窝 **dAVF** 的左侧上颌动脉远端分支行微导管超选择性血管造影，考虑到与筛骨支的吻合，超选择性血管造影显示没有危及眼动脉的直接动脉通路；**E.** 侧位路径图显示减影的供血动脉，中间导管位于上矢状窦后 1/3 处，微导管超选择性血管造影至颅前窝底瘘口处；**F.** 左侧上颌动脉远端分支的侧位超选择性血管造影，确认颅前窝 **dAVF** 瘘口的位置

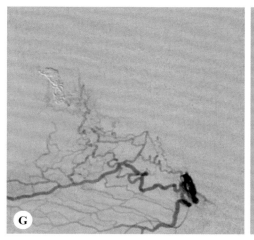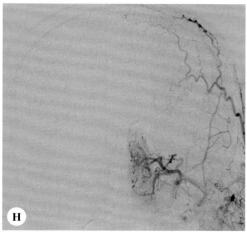

▲ 图 6-2（续）　**G.** 放大的左侧上颌动脉造影侧位片，显示弹簧圈成功栓塞颅前窝 **dAVF**，无静脉早显；**H.** 左侧颈外动脉正位造影，证实弹簧圈完全栓塞颅前窝 **dAVF**

病例 3

70 多岁老年患者，既往有右侧大脑半球轻度脑卒中，完全康复，脑卒中与阵发性房颤相关。脑卒中相关检查发现左侧大脑半球血管异常，诊断为左侧颅中窝 dAVF。虽然该患者的瘘无症状，但最终通过左侧 Labbé 静脉引流的皮质静脉极度扩张，存在显著风险。由于患者存在多种并发症，开放手术的风险较高，转而接受血管内治疗。

瘘口的供血动脉主要来自左侧眼动脉和脑膜中动脉，两者均明显增粗，其次来自颈外动脉分支（图 6-3A 和 B）。计划通过脑膜中动脉进行栓塞，但近端通路迂曲限制了微导管接近瘘口（图 6-3C 和 D）。尽管在脑膜中动脉近段采用 Scepter 球囊（Microvention，Inc.），也始终未能控制栓塞剂反流，向瘘口弥散有限，仍有供血动脉供应瘘口。2 天后，患者接受了经静脉入路栓塞，通过 Labbé 静脉到达瘘口（图 6-3E）。由于引流静脉明显迂曲，很难接近瘘口，将中间导管放置在 Labbé 静脉内进一步辅助超选择性血管造影，最终到达瘘口部位，并采用弹簧圈闭塞瘘口（图 6-3F 和 G）。术后 3 个月血管造影显示瘘口仍然闭塞，左侧 Labbé 静脉保持通畅，患者无神经功能障碍（图 6-3H 和 I）。

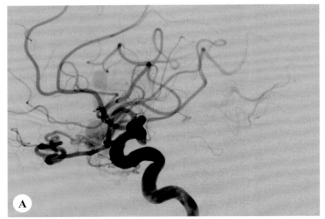

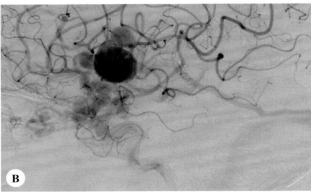

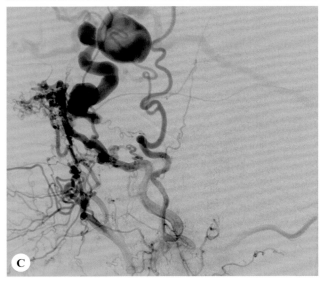

◀ 图 6-3　A 和 B. 左侧颈内动脉侧位造影动脉早期（A）和动脉中期（B），注意增粗的眼动脉，不适合作为入路接近瘘口；C. 左侧颈外动脉造影侧位片，显示供应瘘口增粗的脑膜中动脉

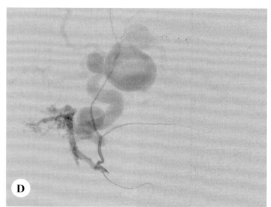

◀ 图 6-3（续）　D. 左侧脑膜中动脉超选择性血管造影的侧位片显示瘘口；E 和 F. 尝试经脑膜中动脉栓塞术后 2 天，经静脉入路的减影（E）和不减影（F）图像的侧位片，可见 Labbé 静脉内的中间导管和瘘口处的微导管头端

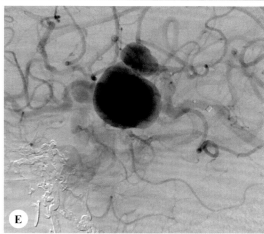

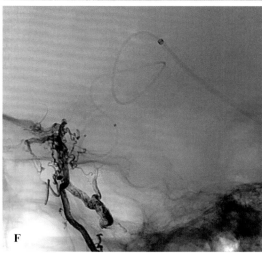

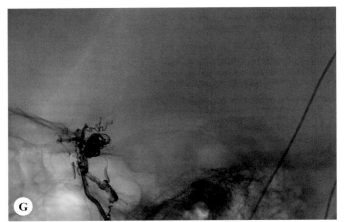

◀ 图 6–3（续） G 至 I. 术后 3 个月左侧颈总动脉造影侧位片，硬脑膜动静脉瘘无残留，无复发，可见瘘口部位的弹簧圈（G），另外可见左侧 Labbé 静脉在动脉期（H）没有动脉性充盈，静脉期（I）保持通畅

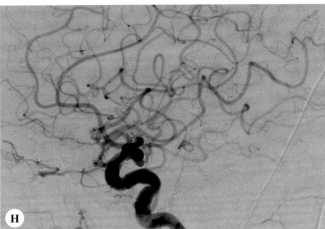

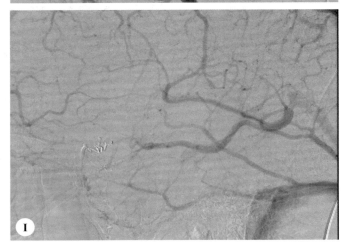

参 考 文 献

[1] Miller TR, Gandhi D. Intracranial dural arteriovenous fistulae: clinical presentation and management strategies. *Stroke* 2015;46(7):2017–25.

[2] Gandhi D, Chen J, Pearl M, Huang J, Gemmete JJ, Kathuria S. Intracranial dural arteriovenous fistulas: classification, imaging findings, and treatment. *AJNR Am J Neuroradiol* 2012;33(6):1007–13.

[3] Rammos S, Bortolotti C, Lanzino G. Endovascular management of intracranial dural arteriovenous fistulae. *Neurosurg Clin N Am* 2014;25(3):539–49.

[4] Grossberg J, Cawley C. Treatment of other intracranial dural arteriovenous fistulas. In: *Youmans neurological surgery.* Philadelphia, PA: Saunders; 2017.

[5] van Dijk JM, terBrugge KG, Willinsky RA, Wallace MC. Clinical course of cranial dural arteriovenous fistulas with long-term persistent cortical venous reflux. *Stroke* 2002;33(5):1233–6.

[6] Awad IA, Little JR, Akarawi WP, Ahl J. Intracranial dural arteriovenous malformations: factors predisposing to an aggressive neurological course. *J Neurosurg* 1990;72(6):839– 50.

[7] Vanlandingham M, Fox B, Hoit D, Elijovich L, Arthur AS. Endovascular treatment of intracranial dural arteriovenous fistulas. *Neurosurgery* 2014;74(Suppl 1):S42–9.

[8] Roy D, Raymond J. The role of transvenous embolization in the treatment of intracranial dural arteriovenous fistulas. *Neurosurgery* 1997;40(6):1133–41. discussion 1141– 1134.

[9] Hunter W. Further observations upon a particular species of aneurysms. *Med Obstet Soc Phys Lond* 1762;2:390.

[10] Chitwood W. John and William Hunter on aneurysms. *Arch Surg* 1977;112(7):829–36.

[11] Perrini P, Nannini T, Di Lorenzo N. Francesco Rizzoli (1809–1880) and the elusive case of Giulia: the description of an "arteriovenous aneurysm passing through the wall of the skull". *Acta Neurochir* 2007;149(2):191–6. discussion 196.

[12] Dandy WE. Arteriovenous aneurysm of the brain. *Arch Surg* 1928;17:190–243.

[13] Dandy WE. Carotid-cavernous aneurysms (pulsating exophthalmos). *Zentralbl Neurochir* 1937;2:77–113. and 165–206.

[14] Cushing H, Bailey P. *Tumors arising from the blood-vessels of the brain: angiomatous malformation and hemagioblastomas.* Springfield, IL: Charles C. Thomas; 1928.

[15] Hanford JM, Wheeler JM. Pulsating exophthalmos. *Ann Surg* 1930;92(1):8–22.

[16] Hamby WB, Gardner WJ. Treatment of pulsating exophthalmos: with report of two cases. *Arch Surg* 1933;27(4):676–85.

[17] Sundt Jr TM, Piepgras DG. The surgical approach to arteriovenous malformations of the lateral and sigmoid dural sinuses. *J Neurosurg* 1983;59(1):32–9.

[18] Hugosson R, Bergstrom K. Surgical treatment of dural arteriovenous malformation in the region of the sigmoid sinus. *J Neurol Neurosurg Psychiatry* 1974;37(1):97–101.

[19] Dawson III RC, Joseph GJ, Owens DS, Barrow DL. Transvenous embolization as the primary therapy for arteriovenous fistulas of the lateral and sigmoid sinuses. *AJNR Am J Neuroradiol* 1998;19(3):571–6.

[20] Kim DJ, Kim DI, Suh SH, et al. Results of transvenous embolization of cavernous dural arteriovenous fistula: a single-center experience with emphasis on complications and management. *AJNR Am J Neuroradiol* 2006;27(10):2078–82.

[21] Klisch J, Huppertz HJ, Spetzger U, Hetzel A, Seeger W, Schumacher M. Transvenous treatment of carotid cavernous and dural arteriovenous fistulae: results for 31 patients and review of the literature. *Neurosurgery* 2003;53(4): 836–56. discussion 856–837.

[22] Rivet DJ, Goddard III JK, Rich KM, Derdeyn CP. Percutaneous transvenous embolization of a dural arteriovenous fistula through a mastoid emissary vein. Technical note. *J Neurosurg* 2006;105(4):636–9.

[23] Gross BA, Albuquerque FC, Moon K, McDougall CG. Evolution of treatment and a detailed analysis of occlusion, recurrence, and clinical outcomes in an endovascular library of 260 dural arteriovenous fistulas. *J Neurosurg* 2017;126(6):1884–93.

[24] Cognard C, Januel AC, Silva Jr NA, Tall P. Endovascular treatment of intracranial dural arteriovenous fistulas with cortical venous drainage: new management using Onyx. *AJNR Am J Neuroradiol* 2008;29(2):235–41.

[25] Liebig T, Henkes H, Brew S, Miloslavski E, Kirsch M, Kuhne D. Reconstructive treatment of dural arteriovenous fistulas of the transverse and sigmoid sinus: transvenous angioplasty and stent deployment. *Neuroradiology* 2005;47(7):543–51.

[26] Borden JA, Wu JK, Shucart WA. A proposed classification for spinal and cranial dural arteriovenous fistulous malformations and implications for treatment. *J Neurosurg* 1995;82(2):166–79.

[27] Urtasun F, Biondi A, Casaco A, et al. Cerebral dural arteriovenous fistulas: percutaneous transvenous embolization. *Radiology* 1996;199(1):209–17.

[28] Houdart E, Saint-Maurice JP, Chapot R, et al. Transcranial approach for venous embolization of dural arteriovenous fistulas. *J Neurosurg* 2002;97(2):280–6.

[29] Lekkhong E, Pongpech S, Ter Brugge K, et al. Transvenous embolization of intracranial dural arteriovenous shunts through occluded venous segments: experience in 51 patients. *AJNR Am J Neuroradiol* 2011;32(9):1738–44.

[30] Benndorf G, Bender A, Lehmann R, Lanksch W. Transvenous occlusion of dural cavernous sinus fistulas through the thrombosed inferior petrosal sinus: report of four cases and review of the literature. *Surg Neurol* 2000;54(1): 42–54.

[31] Roa JA, Ortega-Gutierrez S, Martinez-Galdamez M, et al. Transcirculation approach for endovascular embolization of intracranial aneurysms, arteriovenous malformations, and dural fistulas: a multicenter study. *World Neurosurg* 2020;134:e1015–27.

[32] Jittapiromsak P, Ikka L, Benachour N, Spelle L, Moret J. Transvenous balloon-assisted transarterial Onyx embolization of transverse-sigmoid dural arteriovenous malformation. *Neuroradiology* 2013;55(3):345–50.

[33] Caragine LP, Halbach VV, Dowd CF, Ng PP, Higashida RT. Parallel venous channel as the recipient pouch in transverse/sigmoid sinus dural fistulae. *Neurosurgery* 2003;53(6):1261–6. discussion 1266–1267.

[34] de Paula Lucas C, Prandini MN, Spelle L, Piotin M, Mounayer C, Moret J. Parallel transverse-sigmoid sinus harboring dural arteriovenous malformation. How to differentiate the pathological and normal sinus in order to treat and preserve patency and function. *Acta Neurochir* 2010;152(3):523–7.

第 7 章　颈内动脉海绵窦瘘
Carotid-cavernous fistulas

Jacob F. Baranoski　Felipe C. Albuquerque　Andrew F. Ducruet　著

一、疾病介绍及相关解剖

颈内动脉海绵窦瘘（carotid-cavernous fistula，CCF）是位于颈内动脉（ICA）和海绵窦之间的病理分流，在讨论 CCF 之前，重要的是要认识到海绵窦不是一个宽敞的单腔结构，而是由许多薄壁静脉组成的神经、血管复合体，穿行其间的神经血管包括 ICA 的海绵窦段和第Ⅲ、Ⅳ、V_1、V_2 和Ⅵ对脑神经[1]。根据海绵窦与 ICA 的相对位置，可将海绵窦分为内、外侧、前下、后上四个区域[2]。这四个区域中的每一个都接受来自特定静脉血管回流的血液。海绵窦前腔接受眼上静脉（superior ophthalmic vein，SOV）和眼下静脉（ inferior ophthalmic vein，IOV）的血液，海绵窦后腔接受来自岩上静脉和岩下静脉的血液，而外侧腔室接受来自大脑中深静脉、侧裂静脉和蝶顶窦的血液，在内侧区域，海绵间窦和基底窦在左右海绵窦之间形成两条吻合支。对理解 CCF 相关疾病的病理，以及针对这些疑难杂症选择和实施合适的治疗方案来说，掌握海绵窦的解剖至关重要。

二、CCF 的分类与病因

CCF 可根据各种标准进行广泛分类，如根据血流动力学可分为高流量型与低流量型，根据病因可分为自发性与创伤性[3]。CCF 可分为直接型和间接型两种解剖类型[4]。Barrow 分类法则根据供血动脉进一步将 CCF 分为 4 种不同的亚型[5]（A、B、C 和 D，表 7–1），这种解剖学分类，更准确地说是 Barrow 分类法常被作为首选，因为它具有病理生理学和治疗上的意义。

表 7-1　颈内动脉海绵窦瘘的解剖学分类系统		
Barrow 分类法	**直接型或间接型**	**类　型**
A	直接型	颈内动脉（ICA）海绵窦段和海绵窦之间直接连接
B	间接型	ICA 硬脑膜支与海绵窦之间连接
C	间接型	颈外动脉（ECA）硬脑膜支与海绵窦之间连接
D	间接型	ICA 及 ECA 硬脑膜支与海绵窦之间连接

（一）直接型 CCF

直接型颈内动脉海绵窦瘘（direct CCF，dCCF），或者说 Barrow A 型 CCF，起因于 ICA 海绵窦段动脉壁缺损，导致在 ICA 海绵窦段和海绵窦之间发生直接高流量动静脉分流[5]。dCCF 比间接型 CCF 更常见，几乎占所有 CCF 的 80%[5-7]。dCCF 的原因可能是：①创伤性（最常见的原因），多发生在闭合性头部损伤后，伴或不伴颅底骨折，抑或是穿透伤；②自发性，通常见于 ICA 海绵窦段动脉瘤破裂[8-10]或受遗传因素影响容易发生血管损伤的患者，如 Ehlers-Danlos 综合征[11]或肌纤维发育不良[12]；③也可见于开放显微手术、经蝶窦入路[13]、鼻窦手术[14]或血管内介入手术[15]中对 ICA 海绵窦段的医源性损伤。

创伤性 dCCF 可以在创伤后立刻出现症状，也可延迟出现症状。一般而言，导致 CCF 的创伤都比较严重，并常伴有颅底骨折，也有少数病例不伴有颅底骨折[16]。因此，导致创伤性 dCCF 的机制尚不清楚，有学者提出了各种各样的假设，如骨折或剪切力导致 ICA 直接撕裂、ICA 内腔内压力突然升高导致血管壁破裂[3, 16]。但需要认识到的是，创伤性 dCCF 可以发生于双侧[6, 17]。

（二）间接型 CCF

间接型 CCF 是由 ICA 或颈外动脉（ECA）脑膜分支的病理性动静脉分流到海绵窦的低流量病变[4]。间接型 CCF 更适合被看作是 dAVF，因为这些病变位于海绵窦壁中，并包含海绵窦和颈动脉脑膜分支之间的多个连接。根据供血动脉的确切来源，可以进一步将间接型 CCF 分为 Barrow B、C、D 三型，其中 B 型来自 ICA 的脑膜分支，C 型来自 ECA 的脑膜分支，D 型同时来源于 ICA 和 ECA 脑膜分支[5]（图 7-1）。

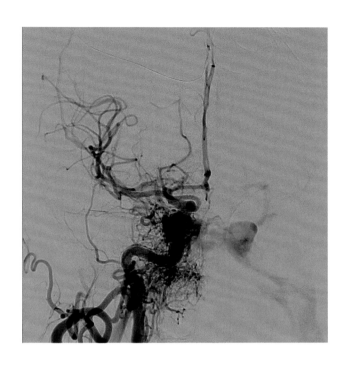

◀ 图 7-1　右侧颈总动脉造影
前后投影显示复杂 **Barrow D**
型间接型颈内动脉海绵窦瘘
经 Barrow Neurological Institute,
Phoenix, Arizona 许可使用

　　总体而言，间接型 CCF 明显少于 dCCF[7]，在间接型 CCF 中，最常见的病理性动静脉分流的供血动脉是上颌内动脉、脑膜中动脉、脑膜垂体干和垂体囊状动脉[18]。

　　导致间接型 CCF 形成的确切机制仍未充分阐明。目前主流的观点认为，微静脉血栓形成或静脉窦压力增加是导致走行经过海绵窦的硬脑膜动脉形成微观撕裂的原因[3, 5, 19]。可能增加间接型 CCF 发生概率的相关血管缺陷风险包括高血压[20]、妊娠[21]、糖尿病[20] 和使患者易于出现血管损伤的遗传因素，如 Ehlers-Danlos 综合征[11] 或肌纤维发育不良[12]。虽然绝大多数由创伤引起的 CCF 是 dCCF，但也有创伤性间接型 CCF 的报道[22]。与 dCCF 相比，间接型 CCF 可由对侧或双侧动脉供血，需要双侧 ICA 和 ECA 造影才能完全诊断和治疗[9, 23]。

三、临床表现

　　CCF 相关的临床特征包括海绵窦内血流动力学功能障碍引起的相关并发症。确切的症状主要是由分流处的流速和引流静脉的位置决定的[24]。

dCCF 是典型的急性高流量病变，这与严重创伤或动脉瘤破裂后的形成机制一致，且自愈的可能性非常低 [3, 6, 8, 9]。与这些病变相关的发病和快速进展通常需要紧急治疗。dCCF 常因眼眶静脉动脉化而表现为眼球突出、球结膜水肿、眼眶杂音、视力障碍和头痛等特征性表现 [3, 9, 25]。因脑神经损伤而导致眼肌麻痹和复视，甚至于视力丧失为常见临床症状；而表现为急性脑出血症状的 dCCF 相对少见 [3, 26]。

与 dCCF 相比，间接型 CCF 是相对低流量的病变，起病时更隐匿，病程呈渐进式，症状多样，这些症状可能会复发或缓解 [27]。变化不定的症状可能导致误诊进而延误后续治疗。对于间接型 CCF，静脉引流方式与临床表现直接相关 [24, 27]。间接型 CCF 向后引流入岩上或岩下窦通常症状较轻，临床上甚至可无症状。但如果后引流的间接型 CCF 出现症状，可表现为面部疼痛、面瘫或眼肌麻痹 [24, 27]。

前引流间接型 CCF 较为常见，通常表现为眼部和眼眶症状，如眼球突出、球结膜充血水肿 [24, 27]。这些症状与 dCCF 的症状相似，但通常症状较轻，起病迟缓。也可能出现脑神经功能障碍所导致的复视、视力丧失和眼肌麻痹等症状 [24, 27]。与皮质引流静脉逆行回流相关的间接型 CCF 常表现出与皮质或皮质下静脉充血、出血或梗死有关的神经系统症状。随着海绵窦血栓的发展和消退，间接型 CCF 的静脉引流模式已被证实也会发生改变，从而导致不同的症状表现，这可能会延误诊断 [3, 27]。

四、影像诊断

因为该疾病发病的渐进性和隐匿性，提高对于其诊断上的警惕性对于海绵窦病变早期识别和诊断至关重要。针对出现上述症状的患者，无创影像学检查，包括 CT、MRI 和（或）CTA/MRA，都有助于确定 CCF 的诊断。海绵窦扩张、SOV 扩张，皮质或脑膜血管充血等证据可能暗示存在潜在的 CCF。此外，诊断为颅骨骨折或 ICA 海绵窦段动脉瘤的患者均应警惕 dCCF 的可能 [3, 19, 25-27]。但需要注意的是，这些无创影像学检查未发现阳性结果并不排除 CCF 的诊断，检验的金标准仍然是全脑血管造影。

当怀疑可能为 CCF 时，应行脑血管造影，包括双侧 ICA、ECA 及优势侧椎动脉[28]。双侧评估非常重要，因为 CCF 经常涉及来自对侧 ICA 的供血血管。全脑血管造影术是治疗计划中必不可少的部分，对于评估病变的血管结构、供血动脉和静脉引流模式非常重要。

Mehringer-Hieshima 操作和 Huber 操作是两种重要的脑血管造影操作，可用来了解 CCF 的血管结构，特别是对于高流量的病变。Mehringer-Hieshima 操作用于限制进入高流量瘘管的对比剂剂量，以更好地观测静脉引流模式，该操作通过缓慢地向同侧 ICA 注射对比剂，同时对动脉进行轻微压迫来限制进入 ICA 的对比剂剂量[29]。Huber 操作是指行椎动脉造影时，同时对同侧颈动脉施加压力，能更好地显示来自后循环血管的分流[30]。

五、CCF 的治疗

CCF 治疗的最终目标是完全闭塞或消除瘘口，同时保留或恢复通过 ICA 的正常动脉血流。与大多数疾病一样，由于医疗技术和设备的显著进步，CCF 的治疗方法在过去的几年发生了巨大变化。之前 CCF 的治疗通常采用间歇性压迫同侧颈动脉或手术孤立、结扎 ICA[31, 32]。随着血管内介入治疗技术的发展，CCF 开始使用可脱离的硅胶球囊来阻塞动脉并防止分流[25]。在当时这是一种流行且相对有效的治疗 CCF 的技术，一直到 2003 年北美才淘汰使用这类相关设备及方法。随着医疗产业对血管内介入治疗新设备的不断探索及血管内介入治疗技术的发展和完善，血管内介入已成为这些病变的主要治疗方法。与上述干预措施相比，新的技术和设备使神经外科医生和介入医师能够达到治愈 CCF 的首要目标，即完全阻断海绵窦内异常分流通道并保持 ICA 正常血流。脑血管造影对细致的检查病变的解剖结构非常重要，通过观察病理分流的大小和解剖位置的差异，以及血管结构的变化，包括动脉流入和静脉流出模式，从而针对性地为每个 CCF 患者制订个性化治疗方案。在接下来的内容中，将讨论一系列安全有效治疗 CCF 的血管内技术进展，同时也会讨论 CCF 的保守治疗、显微外科手术治疗及放射外科治疗。

（一）保守治疗

症状轻微且无紧急介入指征的低流量间接型 CCF 可通过外部手动压迫同侧

颈动脉和颈静脉治疗[31, 33]。需全天使用对侧手按压病侧颈动静脉，持续4～6周。该技术降低了通过病理性分流的流量和范围，促进瘘管内自发形成血栓[31, 33]。同样，该技术适用于无严重或无急性症状的低流量、间接型CCF病例。但压迫法在治疗高流量CCF或dCCF时是不合理且无效的。值得注意的是，在一些系列报道中，低流量间接型CCF未经治疗自行消退的发生率高达50%[27, 34]。因此，这种间歇性压迫技术从本质上可能促进了自愈病程的发展。

保守的治疗策略必须与密切的临床随访相结合，随访内容应包括一系列的神经系统和眼科检查。对于渐进性视力下降、脑神经功能障碍的发展或恶化，以及眼压升高，都应立即进行紧急干预。同样地，经保守治疗后临床症状没有改善的患者，或者在后续影像学检查中显示瘘管仍通畅的患者应转诊进行手术治疗。

（二）血管内治疗

血管内技术的创新不断推动CCF治疗的发展。现在血管内治疗入路包括经动脉和经静脉两种，以及使用一系列可解脱释放的弹簧圈和液态栓塞剂进行栓塞。此外，还有辅助技术包括新型支架和血流导向技术都可以用来帮助保持ICA的通畅性，并降低通过病理分流的血流流速，以降低经静脉入路治疗的难度。介入治疗方法的选择取决于每个病例海绵窦瘘的具体血管造影特征。治疗策略的选择取决于对CCF血管造影的详细分析，包括对供血动脉和静脉引流的研究，这为治疗和入路的选择提供了参考依据。由于这些技术和技术的进步，血管内介入治疗已成为CCF首选的根治性的治疗方法，即使是最复杂的病变也可以安全有效地采用血管内治疗。总体而言，最近一系列的间接型CCF和dCCF血管内治疗的长期治愈率都超过90%，而且这两种治疗方法都有较低的并发症和良好的临床预后[3, 6, 8, 9, 26, 27, 35–37]。

（三）dCCF的血管内技术

近几十年来，血管内介入治疗技术的不断进步引导dCCF治疗方式发生了很大改变[8, 9, 38, 39]。经动脉入路历来是dCCF治疗的主要方式。其中，可解脱的硅胶球囊在北美被普遍用于有效治疗dCCF[25]。然而，2003年后，这些设备从北美市场撤出，神经外科医生和介入医师开始使用可解脱的弹簧圈来治疗CCF[40]。

在可以明确瘘管确切位置的情况下，如 ICA 海绵窦段动脉瘤破裂导致的 CCF，一期弹簧圈栓塞可能是闭合瘘管最有效的方法[3, 9]。然而，在瘘管的确切位置和大小难以明确的情况下，在实现瘘管闭塞的同时，可能需要球囊重塑和（或）支架置入来保持 ICA 的通畅[9, 35]。最近，有学者尝试联合采用经动脉入路和静脉入路用于治疗 dCCF，以期达到更安全和更有效的治疗目的[3, 9, 26, 35]。经静脉入路栓塞完全可以达到瘘管充分闭塞的治疗目的，而同时经动脉入路可以通过球囊或支架保护 ICA 的通畅。此外，直接使用液态栓塞剂［如氰基丙烯酸正丁酯（n-BCA）和乙烯 - 乙烯醇共聚物（Onyx）］也是有效治疗 CCF 的方法[36, 41, 42]。近期一项研究表明，与单独使用弹簧圈相比，液态栓塞剂与弹簧圈联合使用时，dCCF 术后复查的影像学结果表明治疗效果会更好一些[43]。究其原因可能是由于液态栓塞剂与弹簧圈相比能更有效地通过海绵窦内的细小通道，从而使瘘管闭塞更完全。然而，使用液态栓塞剂也会增加非目标位置同时也被栓塞（脱靶）的风险，因此，在使用液态栓塞剂时必须小心谨慎，尽量减少这种风险。同时可以通过行经动脉入路栓塞保护 ICA，并通过暂时阻断分流来降低脱靶栓塞的风险。在海绵窦内放置几个可解脱的弹簧圈，以进一步降低流过瘘口的速度和流量，也可以作为帮助诱捕液态栓塞剂的框架[9, 26, 35]。作者的治疗组和其他医学中心均报道了使用这种经动脉和经静脉联合入路可取得良好效果[3, 9, 26, 35]。

包括血流导向栓塞装置（pipeline embolization device，PED）在内的导流装置的发展，为治疗 dCCF 提供了另一种选择[8, 15, 38, 39, 44-48]。PED 和其他导流支架的可导流、分流血液的特性使它们能够很好地处理 CCF 瘘管相关的高流量分流。通过促进载瘤动脉的层流，这些装置可以将血液从瘘管分流，同时作为支架，提供物理和血流动力学屏障，帮助防止经静脉或经动脉分布的栓塞材料的异常溢出或弥散。作者最近发表了一系列关于 dCCF 的研究，其中作者使用 PED 作为前期的主要治疗手段，以实现安全有效地闭合瘘管[8]。首先，PED 单独减少了瘘管的分流，导致海绵窦内血流的停滞，并促进了远端动脉血流的正常化（图 7-2A 至 D）。其次，在接受经静脉入路辅助治疗的一组患者中，单独使用 PED 作为唯一动脉保护装置，不需要动脉球囊来防止经静脉输送的液态栓塞剂的脱靶外溢。其他医学中心也报道了使用 PED 作为术中医源性损伤的抢救措施，或者作为 dCCF 初次治疗失败后残留或复发性瘘管的辅助治疗策略[39, 44-49]。鉴于这

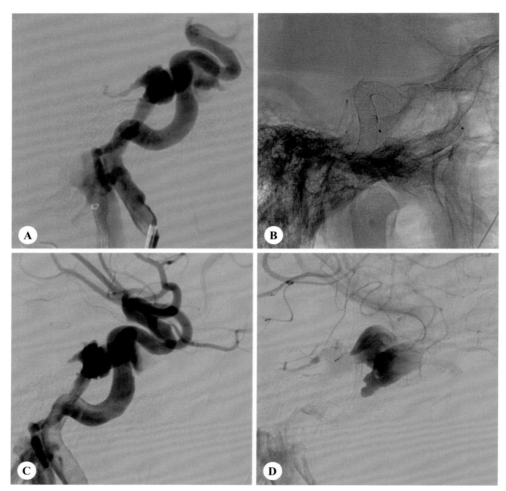

▲ 图 7-2　**A.** 右侧侧位颈内动脉（ICA）造影显示右侧直接型颈内动脉海绵窦瘘（dCCF）；**B.** 未减影的侧位造影显示血液导向栓塞装置（PED）在瘘管部位的位置；**C.** 右侧侧位 ICA 造影显示放置 PED 后，dCCF 分流减少，同侧正常远端颈动脉血流增加；**D.** 右侧侧位 ICA 造影显示放置 PED 后海绵窦内血流停滞

经 Barrow Neurological Institute，Phoenix，Arizona 许可使用

些结果，作者采取介入治疗 dCCF 时，第一步都会先使用 PED。

　　然而，由于使用 PED 后需要进行抗凝抗血小板双重治疗（双抗），因此在多系统创伤性损伤的情况下必须谨慎使用。今后血流导向装置的改进应该会慢慢降低需要使用双抗的需求，并进一步扩大血流导向装置在这些病变治疗中的应用。在某些罕见情况下，如需要维持 ICA 通畅的同时不能闭塞瘘管，作为一种补救技术，若患者通过了球囊闭塞试验或在紧急情况下，仍可以使用弹簧圈栓塞 ICA [3, 9, 26, 35]。

（四）间接型 CCF 的血管内技术

与经动脉入路仍是干预 dCCF 治疗的主要手段相比，间接型 CCF 往往不能用单纯的经动脉入路来有效治疗。相比较于 dCCF 通常在 ICA 和海绵窦之间只有一个瘘管，间接型 CCF 常常涉及多个来自 ICA、ECA 或两者兼存的小动脉连接。因此，单纯经动脉入路治疗不仅因为不能完全封闭所有供血血管而效果不佳，还会因为增加脱靶栓塞的风险而变得更危险 [3, 9, 26, 27]。因此，对于间接型 CCF 的主要治疗策略包括经静脉或经动静脉联合通路。与 dCCF 相似的是，间接型 CCF 的干预目标也是封闭瘘管、保持 ICA 通畅及防止脱靶栓塞。这需要通过封闭海绵窦和清除病理分流同时进行来实现。经静脉入路进入海绵窦通常是通过岩下窦（inferior petrosal sinus，IPS）来实现 [18, 27, 40]。由于微导管技术和设备的改进，即使在 IPS 引流不明显或 IPS 出现血栓的情况下，仍有可能直接通过引导微导丝和导管通过狭窄或血栓形成的 IPS 到达海绵窦。而一旦到达海绵窦，就可以使用弹簧圈和（或）液态栓塞剂的组合来实现栓塞（稍后将进一步讨论）[3, 6, 9, 18, 26, 27, 35, 36, 40, 43]。与 dCCF 一样，可以通过经动脉入路，暂时用充盈的球囊或放置支架保护 ICA，这样可以安全有效地经静脉入路栓塞间接型 CCF [6, 9, 35]。无论是否使用经动脉入路辅助技术，都应保持使用经动脉通路以便于进行血管造影和评估瘘管是否已经被完全清除。随着血流分流技术的不断改进，它也许有助于重建通过颈动脉的层流，同时将血液从这些低流量瘘管中分流出来，以进一步促进这些病变的清除 [8, 9, 38]。

对于那些无法进入 IPS 的患者，可以通过股动脉穿刺进入海绵窦来替代经静脉入路。这些静脉入路选择包括岩上窦、翼丛静脉、基底静脉丛，甚至对侧静脉结构作为经静脉入路的路径 [3, 6, 9, 23, 26, 27, 35, 50]。近年来，随着导管技术和血管内技术的改进，使得新的静脉路径（即经眶静脉通路）治疗 CCF 也成为可能。这些入路利用眼上静脉、眼下静脉或眼内静脉通往海绵窦，可以通过面静脉进入 [9, 35, 37]（图 7–3A 和 B）。眼上静脉也可以在透视引导下直接经皮穿刺进

入 [9, 35, 37, 51]，如果直接经静脉入路困难，也可以采取其他选择，包括切开进入眼上静脉、眼眶切开术或开颅术进入眼上静脉或皮质静脉，以及直接经眶穿刺进入海绵窦 [3, 6, 9, 26, 27, 35, 37, 50]。这些经眶静脉的入路已经使用了一段时间，但与传统的经股、经 IPS 入路相比，由于并发症的风险也相应增加了，导致该入路的应用受限 [52]。然而，最近的一项 Meta 分析发现上述所有的经眶入路治疗 CCF 都是安全有效的 [37]。作者提倡在以下情况下使用这些入路：标准的经股通道不可行或瘘的血管结构需要通过眼上静脉进入，但不能通过经面静脉实现。对于不能经股入路的患者，则倾向于在 X 线引导下经皮眼眶穿刺。

将微导管引导至海绵窦后，可以使用弹簧圈和（或）液态栓塞剂进行经静脉栓塞（图 7-3C）。液态栓塞剂能比弹簧圈更有效地通过海绵窦的小通道，从而更彻底地堵塞瘘管 [3, 6, 9, 26, 35, 36, 50]。最近的一项研究表明，当液态栓塞剂与弹簧圈联合使用治疗 CCF 时，效果优于单独使用弹簧圈治疗 [43]。诚然，使用液态栓塞剂也面临着脱靶栓塞的风险 [3, 6, 9, 26, 35, 36, 50]，但同时行经动脉入路辅助介入可以保护 ICA 并降低这种风险，同时还能频繁地行血管造影来评估治疗效果和脱靶栓塞剂沉积的程度。

正如在治疗 CCF 时选择合适入路一样，决定使用哪种栓塞剂应考虑病变的血管结构，每个患者都应制订个性化治疗方案。目前，Onyx 和 n-BCA 是两种最常用的液态栓塞剂，而由于颗粒栓塞术再通率高，作者已不再使用 [9, 50]。Onyx 可以缓慢注射，并且能进行多次血管造影，以评估治疗进展和非靶点栓塞剂沉积。Onyx 的熔岩状沉积这一栓塞特性有利于通过海绵窦的小梁通道。与 Onyx 相比，n-BCA 凝结固形的速度更快，不允许缓慢地注射，这个特性限制了介入治疗中实时评估栓塞进展。一般来说，作者更倾向于使用 Onyx 而不是 n-BCA 治疗 CCF。无论使用何种液态栓塞剂，作者都强烈主张使用头端可分离的导管，以防止导管被卡在凝固的栓塞剂中。

（五）显微外科治疗

尽管血管内介入治疗在技术上有了显著的进步，但治疗成功率并非 100%。在某些罕见的情况下，应考虑包括显微外科手术和放射治疗等替代治疗方式。尽管显微外科手术治疗 CCF 已经不是首选，但仍是一种可行的治疗方

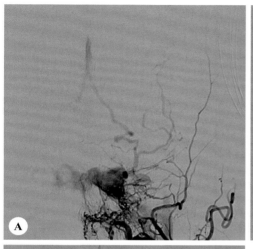

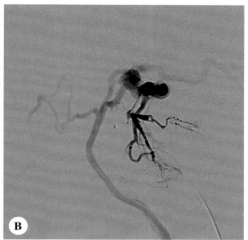

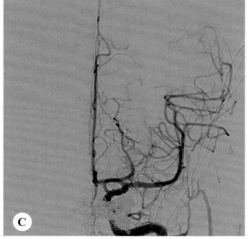

▲ 图 7-3　**A.** 左侧侧位颈总动脉造影显示左侧间接型颈内动脉海绵窦瘘（**CCF**）；**B.** 左侧眼上静脉造影显示微导管放置于左侧眼上静脉，左侧海绵窦显影；**C.** 左侧颈总动脉造影显示通过左侧眼上静脉用经静脉的弹簧圈栓塞后左侧间接型 **CCF** 闭塞

经 Barrow Neurological Institute，Phoenix，Arizona 许可使用

式 [3, 9, 26, 32, 35, 53]。手术干预可能包括缝合、切除或夹闭瘘管，直接填塞海绵窦，阻断 ICA，或者是这些方式的组合。Day 等 [32] 和 Tu 等 [53] 等分别报道了约 75% 的 CCF 患者在维持 ICA 通畅的情况下，血管内治疗失败后通过显微外科手术治疗成功。对于需要牺牲 ICA 但患者的球囊闭塞试验失败或由于时间紧迫而不能进行试验的紧急病例，颅外血管至颅内血管的搭桥手术是很重要的补救措施。

（六）放射外科治疗

与其他类型的复杂 dAVF 一样，放射外科治疗可用于间接型 CCF 患者。放射外科治疗低流量瘘管的成功率相对较好，可获得接近 90% 的闭塞率和 85% 的症状改善率 [3, 9, 26, 35, 54]。放射外科治疗可以单独用于不适合血管内治疗的患者，与血管内干预联合使用，或者作为血管内治疗失败或不完全的患者的补救手段。放射外科治疗不应作为 dCCF 或高流量病变的主要治疗手段，对于急性和严重症状发作或进展的病例也不应进行放射外科治疗，因为治疗与临床症状缓解之间的观察期可能会延迟近 2 年。

六、结果和预后

总体而言，主要得益于血管内技术和设备的进步，即使是最复杂的 CCF 现在也可以成功治疗。一般来说，最近一系列的报道间接型 CCF 和 dCCF 的治愈率均超过 90% [3, 8, 9, 18, 26, 27, 35]。治疗成功后，球结膜充血水肿和眼球突出等症状通常在数小时到数天内消退，脑神经损伤也通常在数周内消失。视力恢复的程度很大程度上取决于干预前的病因、严重程度和持续时间。如果 SOV 已经形成血栓或在诊断时视网膜中央静脉已经受到影响，则恢复率降低。血管造影显示完全闭塞的 CCF 再复发的概率很低。

结论

CCF 虽然在过去很难治疗，但现在已成为可常规治愈的疾病，且发病率和死亡率较低。血管内治疗的目的是完全阻断瘘管，并保持 ICA 正常的血流，目前已成为首选的治疗方式。在大多数病例中，经过适当的治疗后，能达到瘘管完全闭塞，伴随症状改善或痊愈的治疗效果。仔细评估血管的解剖结构是非常重要的，对于每个 CCF 患者应采取个体化治疗方案。

致谢：感谢巴罗神经学研究所神经科学公共关系部的工作人员协助手稿的准备工作。

参考文献

[1] Parkinson D. Lateral sellar compartment O.T. (cavernous sinus): history, anatomy, terminology. *Anat Rec* 1998;251(4):486–90 [Epub 1998/08/26].

[2] Harris FS, Rhoton AL. Anatomy of the cavernous sinus. A microsurgical study. *J Neurosurg* 1976;45(2):169–80 [Epub 1976/08/01].

[3] Ellis JA, Goldstein H, Connolly Jr ES, Meyers PM. Carotid-cavernous fistulas. *Neurosurg Focus* 2012;32(5):E9 [Epub 2012/04/28].

[4] Peeters FL, Kroger R. Dural and direct cavernous sinus fistulas. *AJR Am J Roentgenol* 1979;132(4):599–606 [Epub 1979/04/01].

[5] Barrow DL, Spector RH, Braun IF, Landman JA, Tindall SC, Tindall GT. Classification and treatment of spontaneous carotid-cavernous sinus fistulas. *J Neurosurg* 1985;62(2):248–56 [Epub 1985/02/01].

[6] Korkmazer B, Kocak B, Tureci E, Islak C, Kocer N, Kizilkilic O. Endovascular treatment of carotid cavernous sinus fistula: a systematic review. *World J Radiol* 2013;5(4):143–55 [Epub 2013/05/15].

[7] Debrun GM, Vinuela F, Fox AJ, Davis KR, Ahn HS. Indications for treatment and classification of 132 carotid-cavernous fistulas. *Neurosurgery* 1988;22(2):285–9 [Epub 1988/02/01].

[8] Baranoski JF, Ducruet AF, Przbylowski CJ, Almefty RO, Ding D, Catapano JS, et al. Flow diverters as a scaffold for treating direct carotid cavernous fistulas. *J Neurointerv Surg* 2019;11(11):1129–34 [Epub 2019/07/04].

[9] Ducruet AF, Albuquerque FC, Crowley RW, McDougall CG. The evolution of endovascular treatment of carotid cavernous fistulas: a single-center experience. *World Neurosurg* 2013;80(5):538–48 [Epub 2013/02/14].

[10] Linskey ME, Sekhar LN, Hirsch Jr W, Yonas H, Horton JA. Aneurysms of the intracavernous carotid artery: clinical presentation, radiographic features, and pathogenesis. *Neurosurgery* 1990;26(1):71–9 [Epub 1990/01/01].

[11] Farley MK, Clark RD, Fallor MK, Geggel HS, Heckenlively JR. Spontaneous carotid-cavernous fistula and the Ehlers-Danlos syndromes. *Ophthalmology* 1983;90(11):1337– 42 [Epub 1983/11/01].

[12] Hirai T, Korogi Y, Goto K, Ogata N, Sakamoto Y, Takahashi M. Carotid-cavernous sinus fistula and aneurysmal rupture associated with fibromuscular dysplasia. A case report. *Acta Radiol* 1996;37(1):49–51 [Epub 1996/01/01].

[13] Pigott TJ, Holland IM, Punt JA. Carotico-cavernous fistula after trans-sphenoidal hypophysectomy. *Br J Neurosurg* 1989;3(5):613–6 [Epub 1989/01/01].

[14] Pedersen RA, Troost BT, Schramm VL. Carotid-cavernous sinus fistula after external ethmoid-sphenoid surgery. Clinical course and management. *Arch Otolaryngol* 1981;107(5):307–9 [Epub 1981/05/01].

[15] Alan N, Nwachuku E, Jovin TJ, Jankowitz BT, Jadhav AP, Ducruet AF. Management of iatrogenic direct carotid cavernous fistula occurring during endovascular treatment of stroke. *World Neurosurg* 2017;100:710.e15–20 [Epub 2017/02/12].

[16] Helmke K, Kruger O, Laas R. The direct carotid cavernous fistula: a clinical, pathoanatomical, and physical study. *Acta Neurochir* 1994;127(1–2):1–5 [Epub 1994/01/01].

[17] Liang W, Xiaofeng Y, Weiguo L, Wusi Q, Gang S, Xuesheng Z. Traumatic carotid cavernous fistula accompanying basilar skull fracture: a study on the incidence of traumatic carotid cavernous fistula in the patients with basilar skull fracture and the prognostic analysis about traumatic carotid cavernous fistula. *J Trauma* 2007;63(5):1014–20 [discussion 20. Epub 2007/11/13].

[18] Meyers PM, Halbach VV, Dowd CF, Lempert TE, Malek AM, Phatouros CC, et al. Dural carotid cavernous fistula: definitive endovascular management and long-term follow-up. *Am J Ophthalmol* 2002;134(1):85–92 [Epub 2002/07/04].

[19] Ringer AJ, Salud L, Tomsick TA. Carotid cavernous fistulas: anatomy, classification, and treatment. *Neurosurg Clin N Am* 2005;16(2):279–95. viii. [Epub 2005/02/08].

[20] Oishi A, Miyamoto K, Yoshimura N. Etiology of carotid cavernous fistula in Japanese. *Jpn J Ophthalmol* 2009;53(1):40–3 [Epub 2009/02/03].

[21] Lin TK, Chang CN, Wai YY. Spontaneous intracerebral hematoma from occult carotid- cavernous fistula during pregnancy and puerperium. Case report. *J Neurosurg* 1992;76(4):714–7 [Epub 1992/04/01].

[22] Luo CB, Teng MM, Chang FC, Chang CY. Traumatic indirect carotid cavernous fistulas: angioarchitectures and results of transarterial embolization by liquid adhesives in 11 patients. *Surg Neurol* 2009;71(2):216–22 [Epub 2008/02/23].

[23] Dabus G, Batjer HH, Hurley MC, Nimmagadda A, Russell EJ. Endovascular treatment of a bilateral dural carotid-cavernous fistula using an unusual unilateral approach through the basilar plexus. *World Neurosurg* 2012;77(1):201.e5–8 [Epub 2011/12/02].

[24] Suh DC, Lee JH, Kim SJ, Chung SJ, Choi CG, Kim HJ, et al. New concept in cavernous sinus dural arteriovenous fistula: correlation with presenting symptom and venous drainage patterns. *Stroke* 2005;36(6):1134–9 [Epub 2005/05/14].

[25] Lewis AI, Tomsick TA, Tew Jr JM. Management of 100 consecutive direct carotid- cavernous fistulas: results of treatment with detachable balloons. *Neurosurgery* 1995;36(2):239–44 [discussion 44–5. Epub 1995/02/01].

[26] Zanaty M, Chalouhi N, Tjoumakaris SI, Hasan D, Rosenwasser RH, Jabbour P. Endovascular treatment of carotid-cavernous fistulas. *Neurosurg Clin N Am* 2014;25(3):551– 63 [Epub 2014/07/06].

[27] Miller NR. Dural carotid-cavernous fistulas: epidemiology, clinical presentation, and management. *Neurosurg Clin N Am* 2012;23(1):179–92 [Epub 2011/11/24].

[28] Debrun GM. Angiographic workup of a carotid cavernous sinus fistula (CCF) or what information does the interventionalist need for treatment? *Surg Neurol* 1995;44(1):75– 9 [Epub 1995/07/01].

[29] Mehringer CM, Hieshima GB, Grinnell VS, Tsai F, Pribram HF. Improved localization of carotid cavernous fistula during angiography. *AJNR Am J Neuroradiol* 1982;3(1):82–4 [Epub 1982/01/01].

[30] Huber P. A technical contribution of the exact angiographic localization of carotid cavernous fistulas. *Neuroradiology* 1976;10(5):239–41 [Epub 1976/01/01].

[31] Higashida RT, Hieshima GB, Halbach VV, Bentson JR, Goto K. Closure of carotid cavernous sinus fistulae by external compression of the carotid artery and jugular vein. *Acta Radiol Suppl* 1986;369:580–3 [Epub 1986/01/01].

[32] Day JD, Fukushima T. Direct microsurgery of dural arteriovenous malformation type carotid-cavernous sinus fistulas: indications, technique, and results. *Neurosurgery* 1997;41(5):1119–24 [discussion 24–6. Epub 1997/11/15].

[33] Kai Y, Hamada J, Morioka M, Yano S, Kuratsu J. Treatment of cavernous sinus dural arteriovenous fistulae by external manual carotid compression. *Neurosurgery* 2007;60(2):253–7 [discussion 7–8].

[34] Bujak M, Margolin E, Thompson A, Trobe JD. Spontaneous resolution of two dural carotid-cavernous fistulas presenting with optic neuropathy and marked congestive ophthalmopathy. *J Neuroophthalmol* 2010;30(3):222–7.

[35] Sur S, Menaker SA, Alvarez C, Chen S, Shah SS, Peterson EC, et al. Multimodal management of carotid-cavernous fistulas. *World Neurosurg* 2020;133:e796–803.

[36] Barber SM, Rangel-Castilla L, Zhang YJ, Klucznik R, Diaz O. Mid- and long-term outcomes of carotid-cavernous fistula endovascular management with Onyx and n-BCA: experience of a single tertiary center. *J Neurointerv Surg* 2015;7(10):762–9.

[37] Phan K, Xu J, Leung V, Teng I, Sheik-Ali S, Maharaj M, et al. Orbital approaches for treatment of carotid cavernous fistulas: a systematic review. *World Neurosurg* 2016;96:243–51.

[38] Patel PD, Chalouhi N, Atallah E, Tjoumakaris S, Hasan D, Zarzour H, et al. Off-label uses of the pipeline embolization device: a review of the literature. *Neurosurg Focus* 2017;42(6):E4.

[39] Wendl CM, Henkes H, Martinez Moreno R, Ganslandt O, Bazner H, Aguilar Perez M. Direct carotid cavernous sinus fistulae: vessel reconstruction using flow-diverting implants. *Clin Neuroradiol* 2017;27(4):493–501.

[40] Bink A, Goller K, Luchtenberg M, Neumann-Haefelin T, Dutzmann S, Zanella F, et al. Long-term outcome after coil embolization of cavernous sinus arteriovenous fistulas. *AJNR Am J Neuroradiol* 2010;31(7):1216–21.

[41] Yu Y, Li Q, Huang Q, Zhang Y, Fang Y, Xu Y, et al. Embolization of direct carotid cavernous fistula with Onyx and coils under transarterial balloon protection. *Cardiovasc Intervent Radiol* 2014;37(3):679–85.

[42] Yu Y, Huang Q, Xu Y, Hong B, Zhao W, Deng B, et al. Use of onyx for transarterial balloon- assisted embolization of traumatic carotid cavernous fistulas: a report of 23 cases. *AJNR Am J Neuroradiol* 2012;33(7):1305–9.

[43] de Castro-Afonso LH, Trivelato FP, Rezende MT, Ulhoa AC, Nakiri GS, Monsignore LM, et al. Transvenous embolization of dural carotid cavernous fistulas: the role of liquid embolic agents in association with coils on patient outcomes. *J Neurointerv Surg* 2018;10(5):461–2.

[44] Amuluru K, Al-Mufti F, Gandhi CD, Prestigiacomo CJ, Singh IP. Direct carotid-cavernous fistula: a complication

of, and treatment with, flow diversion. *Interv Neuroradiol* 2016;22(5):569–76.

[45] Nadarajah M, Power M, Barry B, Wenderoth J. Treatment of a traumatic carotid-cavernous fistula by the sole use of a flow diverting stent. *J Neurointerv Surg* 2012;4(3):e1.

[46] Nossek E, Zumofen D, Nelson E, Raz E, Potts MB, Desousa KG, et al. Use of pipeline embolization devices for treatment of a direct carotid-cavernous fistula. *Acta Neurochir* 2015;157(7):1125–9 [discussion 30].

[47] Ogilvy CS, Motiei-Langroudi R, Ghorbani M, Griessenauer CJ, Alturki AY, Thomas AJ. Flow diverters as useful adjunct to traditional endovascular techniques in treatment of direct carotid-cavernous fistulas. *World Neurosurg* 2017;105:812–7.

[48] Pradeep N, Nottingham R, Kam A, Gandhi D, Razack N. Treatment of post-traumatic carotid-cavernous fistulas using pipeline embolization device assistance. *J Neurointerv Surg* 2016;8(10):e40.

[49] Iancu D, Lum C, Ahmed ME, Glikstein R, Dos Santos MP, Lesiuk H, et al. Flow diversion in the treatment of carotid injury and carotid-cavernous fistula after transsphenoidal surgery. *Interv Neuroradiol* 2015;21(3):346–50.

[50] Saraf R, Shrivastava M, Siddhartha W, Limaye U. Evolution of endovascular management of intracranial dural arteriovenous fistulas: single center experience. *Neurol India* 2010;58(1):62–8.

[51] Dashti SR, Fiorella D, Spetzler RF, Albuquerque FC, McDougall CG. Transorbital endovascular embolization of dural carotid-cavernous fistula: access to cavernous sinus through direct puncture: case examples and technical report. *Neurosurgery* 2011;68(1 Suppl. Operative):75–83 [discussion].

[52] Uflacker R, Lima S, Ribas GC, Piske RL. Carotid-cavernous fistulas: embolization through the superior ophthalmic vein approach. *Radiology* 1986;159(1):175–9.

[53] Tu YK, Liu HM, Hu SC. Direct surgery of carotid cavernous fistulae and dural arteriovenous malformations of the cavernous sinus. *Neurosurgery* 1997;41(4):798–805 [discussion 6].

[54] Pan HC, Sun MH, Sheehan J, Sheu ML, Chen CC, Lee HT, et al. Radiosurgery for dural carotid-cavernous sinus fistulas: Gamma Knife compared with XKnife radiosurgery. *J Neurosurg* 2010;113(Suppl):9–20.

第 8 章　颅内硬脑膜动静脉瘘的外科治疗
Surgical management of cerebral dural arteriovenous fistulas

Tyler S. Cole　Michael T. Lawton　著

颅内血管病变存在独特的解剖学特征，硬脑膜动静脉瘘（dAVF）也不例外。dAVF 与动静脉畸形（AVM）一样，其核心病理特征是异常的动脉 – 静脉之间沟通导致的分流（图 8-1）。dAVF 约占所有颅内血管畸形的 10%[1, 2]。它们由脑膜动脉供血，相对于 AVM 有更高的破裂风险。了解这些病变内部的血流及与这些血流模式相关的不同自然史，有助于临床医生对疾病进行分类和并指导治

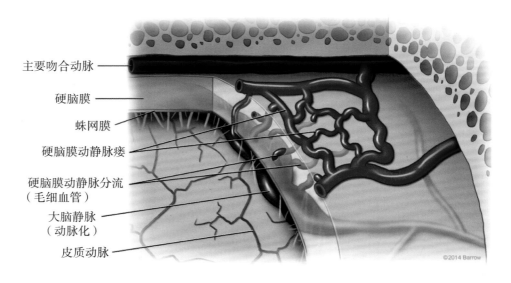

主要吻合动脉

硬脑膜

蛛网膜

硬脑膜动静脉瘘

硬脑膜动静脉分流
（毛细血管）

大脑静脉
（动脉化）

皮质动脉

©2014 Barrow

▲ 图 8-1　硬脑膜动静脉瘘血管构筑示意
该图显示了在病理状态下毛细血管网络的构成（经 Barrow Neurological Institute，Phoenix，Arizona 许可使用）

疗决策，本书其他章节有相关论述。dAVF 的临床表现取决于静脉高压。先天性 dAVF 好发生于儿童人群，大多数成人和儿童的 dAVF 是后天获得的 [3-6]。dAVF 与创伤性脑损伤、既往手术史和脑静脉窦血栓形成相关 [4, 6]。

随着微创技术的发展，颅内 dAVF 的治疗策略越来越多地结合血管内治疗的方法，以更好地靶向栓塞病变。在本章中，作者将讨论外科开放手术治疗仍是处理该疾病中不可或缺的一部分，可作为 dAVF 的主要治疗方式或血管内治疗的辅助方式。图 8-2 介绍了作者基于 dAVF 特征处理的一般性建议及其广泛的治疗目标。

颈动脉海绵窦、横窦-乙状窦、上矢状窦和幕下等区域的 dAVF，通常可以通过血管内治疗来处理。但是，少数类型的 dAVF 具有解剖上的制约，较适合外科手术治疗。如果在解剖上微导管超选择性血管造影到位困难，或者血管内治疗存在栓塞剂反流至小而重要动脉的风险高时（如在治疗筛窦 dAVF 时栓塞视网膜中央动脉），则应该考虑外科开放手术治疗。为确保治疗的目标不是正常的回流静脉而只是病灶病理性引流，需要详细评估血管造影静脉时相。如果不谨慎处理，操作可能会导致静脉高压和静脉梗死。

Galen 静脉区、直窦区和小脑幕区 dAVF 很难通过血管内栓塞进行治愈 [7]。这些 dAVF 由广泛的颈内系统和椎动脉分支参与的脑膜动脉供应，导管到位困难，比 ECA 供血存在更高的栓塞风险。此外，超选择性血管造影到小脑幕周围的深静脉困难，并且这些 dAVF 常仅通过蛛网膜下腔静脉直接引流，而不是该部位相关的静脉窦（Ⅲ型），限制了静脉入路的治疗方式 [7]。因此，与大多数其他 dAVF 相比，这些 dAVF 的处理可能需要显微外科治疗 [7-15]。

一、外科手术适应证

对于合并皮质静脉反流（cortical venous reflux，CVR）的 dAVF，血管内治疗失败、技术上不可行或由于解剖限制不适合栓塞的患者，推荐进行外科手术。手术目的包括暴露获得静脉通路进行栓塞治疗或直接填塞瘘口、手术切除 dAVF 或在不切除病灶的情况下局部结扎动脉化的软脑膜静脉。对于仅有 CVR 而没有静脉窦引流的病变，仅需切断 CVR 即可。临床证实这种处理方式有效性的同时，手术并发症相对较少，并且还有一些团队在多数患者中倾向于完全切

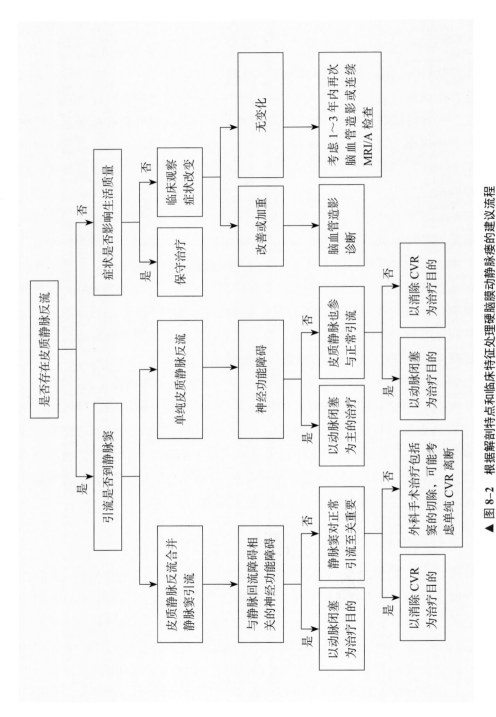

▲ 图 8-2　根据解剖特点和临床特征处理硬脑膜动静脉瘘的建议流程

CVR. 皮质静脉反流；MRI/A. 磁共振成像 / 血管成像（经 Barrow Neurological Institute，Phoenix，Arizona 许可使用）

除[16-19]。在断开之前，神经外科医生必须判断阻断这些表现为 CVR 的静脉是否安全。上述决策至关重要，尤其当阻断的静脉是重要的皮质引流静脉（如 Labbé 静脉）时。必须仔细分析脑血管造影的静脉期，确保病变静脉不涉及正常脑组织的引流。在所有病例中，动脉化引流静脉的阻断应尽可能靠近瘘管病灶。

当 dAVF 静脉流出道存在血栓形成或狭窄时，可以通过直接手术暴露实现瘘口置管，然后用弹簧圈或其他栓塞材料（如明胶颗粒或纤维素）直接栓塞静脉窦。这种方式也有助于直接血管内置管。如果需要外科显露眼眶，外科医生可考虑在眼科医生在场的情况下进行手术，以防发生眶后血肿需要紧急进行眦切开术。

在手术阻断供血动脉并切断动脉化的软脑膜静脉后，病灶周围的硬脑膜予以充分电凝并切除。止血夹也可用于外科闭塞术。作者认为在处理深部病变时脑组织最小牵拉比较好，可以使用甘露醇或在条件允许的情况下行脑脊液引流。当 T_2 加权像显示血流流空信号影时，可通过立体定向导航进行手术切口规划及术中定位来引导建立手术通道。

在复杂的 dAVF 切除中，扩大的外科手术入路可导致严重的并发症。当病变深在，累及小脑幕和颅后窝时，建立外科手术通道具有挑战性。为手术全程出现的大出血做好准备是很重要的。大出血甚至可发生在最初的手术暴露时，这与颈外动脉来源的扩张的血管穿过头皮和颅骨有关[14]。

二、dAVF 的分型及治疗方式

dAVF 可分为幕上、小脑幕和颅后窝 dAVF。一些部位（如前颅底或小脑幕）的 dAVF 可伴随更严重的临床病程，因为其在发病时具有较高的 CVR 发生率。这种表现与该区域的静脉解剖结构有关。如颅前窝 dAVF 与大的静脉窦相距较远，因此，倾向于引流入皮质静脉[20]。作者对这些解剖部位 dAVF 的亚型进行综述。

三、幕上 dAVF

（一）颅前窝 / 筛窦 dAVF

任何位于颅前窝的 dAVF 均应考虑具有较高的出血风险。因为该区域没有粗大引流的静脉窦，颅前窝 dAVF 的静脉回流几乎都是通过皮质静脉引流到额静脉。通过眼动脉经动脉入路栓塞存在失明的风险，而经静脉入路通常不可行。考虑到手术干预具有良好的安全性与血管内治疗的困难，这些 dAVF 通常采用外科开放手术进行治疗[21, 22]（图 8-3）。手术切除既可通过传统的双额开颅手术，也可通过单额开颅手术进行。双侧静脉回流明显的情况下优选双额开颅。

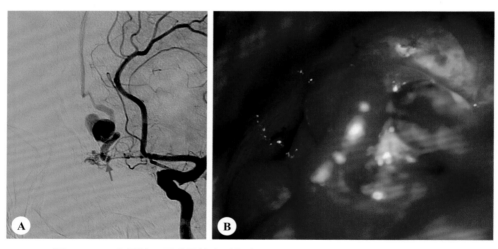

▲ 图 8-3　78 岁男性，因眩晕检查过程中偶然发现筛窦硬脑膜动静脉瘘（dAVF）
A. 左侧颈内动脉斜位造影显示眼动脉分支供血，红箭所示为瘘口伴有皮质静脉曲张（Borden Ⅲ型 dAVF），采用双额开颅手术处理瘘口；B. 手术最初显露粗大迂曲的动脉化呈红色的皮质静脉

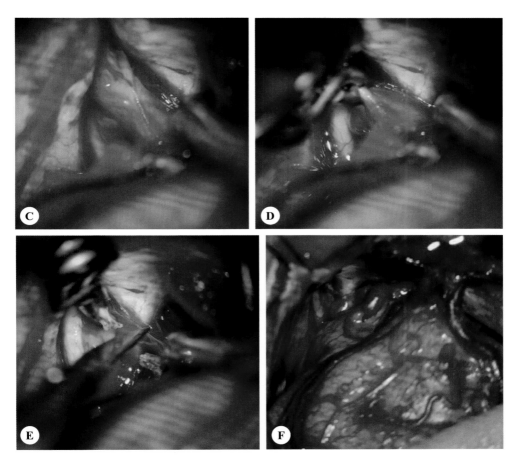

▲ 图 8-3（续）　**78 岁男性，因眩晕检查过程中偶然发现筛窦硬脑膜动静脉瘘（dAVF）**
C. 解剖和辨识瘘口位置；D. 靠近硬膜侧夹闭瘘口；E. 电凝切断引流静脉；F. 切断后引流静脉视图，显示去动脉化呈蓝色（经 Barrow Neurological Institute，Phoenix，Arizona 许可使用）

（二）上矢状窦和凸面 dAVF

上矢状窦和其他凸面的 dAVF 非常适合手术治疗（图 8-4）。术前仔细研究血管造影和非侵袭性影像检查资料至关重要，特别是 MRI，因为需要在治疗前对功能区皮质静脉引流进行评估。静脉扩张、迂曲及其占位效应可引起局灶性癫痫或局灶性神经功能障碍。

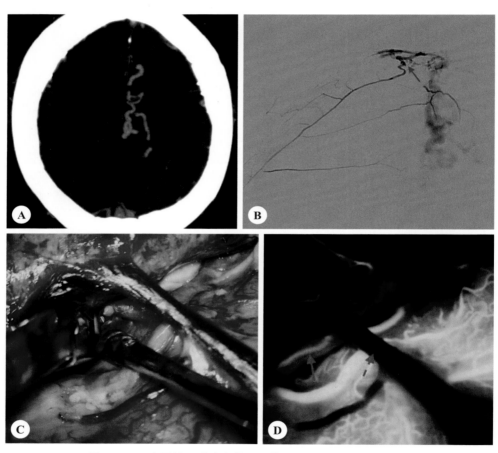

▲ 图 8-4　68 岁男性，癫痫发作，既往手术切除血管畸形病史不清

A. CT 血管造影显示上矢状窦左侧附近有多条曲张静脉；B. 右侧脑膜中动脉选择性造影显示瘘口（红箭），位于上矢状窦旁，引流至镰旁皮质静脉和上矢状窦（Borden Ⅱ型硬脑膜动静脉瘘）；栓塞治疗，但未能治愈；患者随后接受了外科手术治疗；C. 在大脑半球间浅层分离后，在疑似瘘口附近可见多条血管；D. 吲哚菁绿血管造影确定瘘口静脉，红虚箭所示为正常引流静脉，未见荧光显影；红实箭示为上矢状窦（瘘口）动脉化的皮质引流静脉

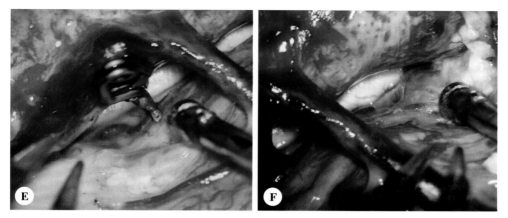

▲ 图 8-4（续）　**68 岁男性，癫痫发作，既往手术切除血管畸形病史不清**
E. 靠近硬脑膜夹闭瘘口，电凝切断引流静脉；F. 切断后引流静脉视图，显示去动脉化
呈蓝色（经 Barrow Neurological Institute，Phoenix，Arizona 许可使用）

上矢状窦 dAVF 血供通常来自脑膜中动脉分支，可采用瘘口同侧入路开颅手术。很少的情况下，需要双侧开颅以及将两侧硬脑膜瓣翻向上矢状窦，来确定所有的供血动脉来源。在部分没有 CVR 的患者，高流量的 dAVF 可将血液直接分流入开放的上矢状窦。这些病变有时与颅内高压或视盘水肿有关，可采用动脉大部栓塞或上矢状窦轮廓化来降低通过 dAVF 的血流。另外一种常见的是凸面蝶顶窦 dAVF，通常被归为Ⅲ型瘘。此亚型可通过额颞开颅以显露动脉化的侧裂引流静脉，这些静脉可延伸至硬脑膜，随后采用瘤夹进行夹闭阻断。

（三）颈内动脉海绵窦 dAVF

海绵窦区 dAVF 约占所有 dAVF 的 1/3，可有 ICA、ECA 或颈内外动脉联合供血[19, 23]。Barrow 等[24] 将颈内动脉海绵窦瘘分为 4 型。A 型瘘是瘘口直接连通 ICA 和海绵窦。A 型瘘并不是 dAVF，但具有高流量，通常是由于颈内动脉海绵窦段撕裂或该部位动脉瘤破裂所致。这些高流量的瘘很少自行愈合，需要治疗以防止进一步的视力损害、难以忍受的杂音或疼痛[20]。绝大多数自发性颈内动脉海绵窦区 dAVF 属于低流量的 B 型、C 型和 D 型，它们由海绵窦的脑膜分支供应。B 型瘘起源于 ICA，C 型瘘起源于 ECA，D 型瘘（最常见）起源于 ICA

和 ECA，他们通常没有明确的病因，最常见于中年女性。典型的症状是单侧或双侧眼部症状[25]。与 A 型瘘不同的是，其中一些低流量瘘会自行愈合。

约 30% 的海绵窦 dAVF 患者发生 CVR，在双侧眼眶征象的患者更为常见[19, 25-17]。没有 CVR 的海绵窦 dAVF 可有一个良好的临床结果，可以在数周或数月内消退。尽管不伴 CVR 的颈内动脉海绵窦通常是良性的，但是部分患者会出现自发性静脉血栓和静脉高压，导致眼压升高和视力损害[6]。如果药物治疗不能控制眼部症状，则需要血管内治疗[6]。

对于存在 CVR 的颈内动脉海绵窦 dAVF 应该积极处理。如果岩下窦存在或可超选择性血管造影，通常采用经岩下窦血管内治疗作为首选处理方式[28]。外科手术可作为辅助，帮助眼上静脉或面 / 角静脉穿刺置管，也可通过皮质引流静脉的直接插管或颈内动脉海绵窦瘘的外科填塞[25, 29,30]。术后的持续监测至关重要。静脉血栓延伸至眶静脉会引起静脉高压和反常的视力下降，需要使用类固醇激素或抗栓药物进行治疗[6]。

随着现代血管内治疗技术的改进和相关并发症的减少，过去通过显微外科直接结扎海绵窦 dAVF 瘘口为主的方式应用越来越少[31-34]。即使显微外科技术和血管内治疗技术一样不断提高，但开放手术方式的并发症仍然相对较高。多种硬膜内和硬膜外入路很大程度上需要借助于甘露醇和腰椎引流。硬膜内入路首先切除前床突，通过海绵窦上壁（中间或外侧）进入海绵窦，该入路可用于微导管栓塞。对于更前部的瘘，可采取 3 种硬膜外入路；但前外侧和下方入路通常更为直接。前外侧入路通过硬膜外进入颅前窝和颅中窝的底部进行前床突切除，显露眶上裂，可观察到眶内静脉间隙和眶静脉，可用于微导管栓塞。无论采用哪种方法，只有颅底经验丰富的外科医生考虑这一选择，而且只有在其他入路选择不可行的情况下才考虑。

（四）小脑幕 dAVF

小脑幕 dAVF 尤其具有侵袭性[2, 7, 13, 35-38]。小脑幕 dAVF 有 6 种亚型：①Galen 型；②直窦型；③窦汇型；④天幕窦型；⑤岩上窦型；⑥小脑幕切迹型。这些病变的处理策略可以被系统性评估；作者为每一种小脑幕 dAVF 亚型提供了一种最佳的手术入路，借助于重力牵拉，从而进行有效的蛛网膜下腔分离和瘘口识别[39]。

1. Galen 型 dAVF

Galen 型 dAVF 位于天幕切迹后侧中线，与 Galen 静脉伴行，有幕上或幕下引流，或者两者兼具。接近 Galen 静脉区域手术通道很深，较难通过手术处理。如果需要手术，侧卧位和经半球间入路的窦汇开颅，提供广泛的暴露空间，以对各种供血和引流静脉进行辨认[40]。在硬脑膜打开后，可以借助重力牵拉，扩大手术视野，便于大脑半球间辨认和分离缠绕的供血动脉和引流静脉。通过切开直窦上方的大脑镰和两侧小脑幕至直窦的水平，将直窦轮廓化，可以看到天幕和大脑镰的两侧。对于向下引流进入小脑静脉的瘘，坐位联合小脑上入路，可以很好地控制这些引流静脉。切开天幕，显露更为上方的相关解剖。小脑幕向内移动时的陡坡处会限制对关键结构的观察，特别是遇到广泛的静脉曲张时。直窦轮廓化另外的好处就是可以破坏 ECA、小脑幕、脑膜中和大脑镰的供血血管。任何枕动脉的血供在最初暴露时都可以处理。任何脑膜后动脉都可以在术前影像上辨认出来，并在显露硬脑膜时进行识别和电凝。

术中一旦辨认出瘘口的引流静脉端，就将其夹闭或电凝。在 Galen 复合体的 5 条汇合静脉中，小脑中央前静脉和 Rosenthal 基底静脉是最常被闭塞的静脉。重要的大脑内静脉在后方，但很少需要闭塞。小脑中央前静脉通常位于镰幕交界处下方的手术视野外，静脉窦轮廓化后可以将其移位来获得更好的视野。术中，包含有瘘口的硬脑膜和需要切断的引流静脉之间的关系并不总是很清晰。

术前确定直窦是否通畅至关重要。如果直窦闭塞，可夹闭 Galen 主干以阻断瘘口的流出道。直窦闭塞患者，需要手术暴露的空间不是很大。对于直窦通畅且存在顺向血流的患者，应该保留 Galen 静脉。仅可阻断的血管应该是 Galen 静脉的汇入支。注意不要阻断主干。如果 Galen 分支静脉呈蓝色且未被动脉化，则可以保留它们，来维持正常脑深部循环的顺行引流。

2. 直窦型 dAVF

直窦型 dAVF 引流汇入小脑和小脑幕表面的静脉。幕下小脑上入路，患者最好采取坐位，也可采取半俯卧"公园椅"体位。由于直窦型 dAVF 比 Galen 型 dAVF 更表浅，通常只有单一引流静脉，不需要行直窦轮廓化。对于幕下小脑上入路，通常首选俯卧位，外科医生可在手术过程中坐着。但是，在手臂支撑系统下，只要患者处于垂直位、颈部屈曲，外科医生就可以坐着手术。这个体位可在相对较短的手术时间内放松和稳定外科医生的手臂。

为了获得足够的小脑幕下和小脑上的视角，骨质切除至少在窦汇的中部和横窦的下半部分。对于坐位的患者来说，存在硬脑膜撕裂和静脉窦损伤等并发症风险。当怀疑有空气栓子时，应该极其小心地将患者头部位置降低并冲灌手术区域。

小脑表面的动脉化引流静脉可以通过它比正常外观更红、进入硬脑膜的瘘口进行辨认。引流静脉也可以在蛛网膜下腔穿入硬脑膜进行判断。根据其管壁厚度、特有的白色和散发的滋养血管进行辨认。引流静脉应该从天幕硬脑膜出口处夹闭，然后电凝并切断。

3. 窦汇型 dAVF

窦汇型 dAVF 多浅表，伴有幕上静脉引流。Ⅲ型瘘可以通过选择性阻断皮质引流静脉来治疗。俯卧位时，窦汇区开颅手术直接明确，不需要过多分离来识别引流静脉。而Ⅱ型瘘则直接引流到主要静脉窦。尽管阻断动脉化的引流静脉，但是这些窦必须保留。在处理Ⅱ型窦汇型 dAVF 病例中，遇到不完全的静脉阻断时，可能需要更广泛地游离静脉窦，来寻找并仔细结扎供血动脉。供血动脉可以从任何方向汇聚到窦汇，包括大脑镰、天幕和任何汇聚在窦汇的硬脑膜面。这些硬脑膜面都需要显露和积极处理。

4. 天幕窦型 dAVF

关于天幕窦解剖分类很多，但无明确的统一意见[41-43]。这一区域是变异很大的静脉解剖区。在很多情况下，由于缺乏与其他硬脑膜窦的联系，这些病变被排除在外。它们可位于 Labbé 静脉外侧附近，或者位于幕切迹内侧附近。

这些 dAVF 在大多数情况下有幕上引流。幕上 - 枕下入路是理想的入路，因其可提供大范围的小脑幕上的显露，并可快速识别和夹闭瘘口。最好采用俯卧或半俯卧的"公园椅"体位。半俯卧位，头部旋向地板，有助于最大限度地降低中心静脉压，从而减少枕叶对硬脑膜切口的挤压程度。前后位血管造影有助于确定开颅手术的位置。如果瘘口位于更内侧，结合窦汇区开颅和硬脑膜扩大切开，有助于枕叶移位。对于外侧小脑幕 dAVF，在横窦 - 乙状窦交界处附近进行有限的开颅手术就足够了。

5. 岩上窦型 dAVF

岩上窦型 dAVF 通常引流入岩上静脉。手术只需要显露引流静脉来阻断瘘口，不需要更为扩大的经岩骨入路外科显微手术治疗。虽然一些临床医生习惯将岩上窦型 dAVF 和天幕窦型 dAVF 归为一类，但考虑到它们位于岩骨嵴并累及岩上窦，而应该从概念上被区分开 [23, 44]。ECA、ICA 和椎基底动脉系统通过各自独立的硬脑膜分支提供动脉血供。这些 dAVF 通常与同侧岩上窦闭塞和皮质静脉引流有关；这些病变的患者最常见的症状就是颅内出血 [23, 44]。

对于这些病变，更适合采用扩大乙状窦后入路，可以充分了解静脉解剖 [45]。小脑水肿通常在出血后出现，最快的减压方式是通过脑池快速释放脑脊液。脑脊液释放后，因受累的岩静脉向上外方转弯而清晰可见。采用外科夹阻断应靠近颞骨硬膜进行。如果观察到还有辅助引流静脉，则应将其电凝并切断。任何粗大曲张的静脉应该进行松解以探查这些较小的引流静脉。尽管只要结扎了岩上静脉的引流，瘘口引流仍可能进入岩上窦，所以对于Ⅰ型引流方式的治疗结果是可以接受的，仅需密切随访。

6. 小脑幕切迹型 dAVF

像天幕窦型 dAVF 一样，这些病变在文献中均未详细描述，两者都倾向于幕上引流。事实上，大多数患者并不存在小脑幕切迹静脉系统 [46]。这些 dAVF 也可引流到深静脉系统，并向后延伸累及大脑镰。供血动脉可以是多种多样的，包括 ICA、ECA、大脑后动脉或椎动脉穿过硬脑膜的分支。这些 dAVF 几乎普遍通过 Rosenthal 基底静脉、较小的中脑外侧静脉或 Galen 静脉引流。蛛网膜下腔引流除可经皮质静脉向上或向下引流，还可引流至脊髓髓周静脉。正如这种高风险的引流模式所预料的那样，这些病变通常表现为出血或神经功能障碍。脊髓受累可导致脊髓病变，患者出现进行性步态异常和上肢功能障碍 [47]。

这种类型的 dAVF 可能引起血管造影的误判，需要注意静脉引流的方式。小脑幕切迹 dAVF 容易与岩上窦型 dAVF 相混淆，后者需要经幕下入路。小脑幕切迹型 dAVF 更适合经后矢状窦旁开颅和半球间入路、通过胼胝体压部路径处理 [36]。但是，如果病变看起来更靠近钩回和床突上段 ICA，则应考虑更前翼点经外侧裂入路或外侧颞下入路。外科治疗至少包括离断 CVR 已达到完全切除为目标。

四、颅后窝 dAVF

颅后窝 dAVF 通常位于横窦或乙状窦、岩下窦和边缘窦（枕大孔）。如果存在 CVR，仍推荐对其进行积极治疗[19, 37, 44]。当血管内治疗不能完全消除 CVR 时，可在患者可接受的风险情况下手术离断 dAVF[19, 37]。

（一）横窦 – 乙状窦 dAVF

伴随 I 型横窦 – 乙状窦 dAVF 的症状通常是典型的局限性、搏动性耳鸣。在合并 CVR 及与伴有广泛全颅引流的横窦沟通的高流量 dAVF 病例中，与静脉高压相关的全脑神经症状可能增加颅内压力，导致静脉性梗死和癫痫发作。供血动脉通常包括脑膜中动脉、穿经颅骨的枕动脉分支、咽升动脉及颈内动脉天幕支，有时还包括大脑后动脉。如果同侧横窦 – 乙状窦闭塞，静脉引流可以是同侧的，也可以是对侧的。

如果最先尝试的血管内治疗不能消除 II 型或 III 型 dAVF 的 CVR，则考虑外科手术治疗。术前应尽可能经动脉栓塞，以减少术中出血。对于这种类型的 dAVF 瘘口的切断，患者采取半俯卧"公园椅"体位，头位采取病变侧朝上。扩大乙状窦后入路，广泛显露横窦和乙状窦是处理这些病变的理想方式。通常扩张增粗的枕动脉和耳后动脉应安全结扎和离断。在某些情况下，这足以使 dAVF 去动脉化。当打开硬脑膜时，就能观察到动脉化的引流静脉。然后对引流静脉进行夹闭、电凝并切断。

当治疗的目的是处理 CVR 时，在 dAVF 上方或下方打开硬脑膜取决于术前血管造影显示的 CVR 引流方式。如果存在动脉化的软脑膜静脉，应该很容易辨认，这些静脉应该全部电凝和离断。当治疗的目的是牺牲横窦 – 乙状窦的同时完全切除瘘口时，通过在颞骨乳突和后外侧部分钻孔以显露乙状窦前方的硬脑膜。对周围区域的解剖学具备全面的认识和理解或得到耳鼻咽喉科医生的帮助，对保护功能性听力和面神经功能至关重要。来自颞骨的供血动脉分支的出血可以用骨蜡控制，对横窦进行至少几厘米长的一段轮廓化，同时电凝离断供血血管，然后可以结扎横窦。通过抬高枕叶、牵拉小脑以显露小脑幕硬脑膜，进行电凝并切开，离断所有小脑幕的供血动脉或皮质引流静脉。轮廓化的静脉窦可

向横窦 – 乙状窦交界区的远端移动。如果存在 Labbé 静脉，则应保留乙状窦的通畅，以维持脑部静脉引流。仅在 Labbé 静脉单独引流瘘的情况下可考虑结扎 Labbé 静脉，因为皮质区域会出现侧支静脉引流。

（二）岩下窦 dAVF

少见的良性的岩下窦 dAVF 往往缺少皮质静脉引流，其出血风险较低。它们的动脉供应主要来自椎动脉的肌支和硬脑膜支，以及脑膜中、咽升动脉和枕动脉分支等颈外动脉供应。岩下窦可由 dAVF 形成逆行引流并流入海绵窦，引起眼部症状。此外，搏动性耳鸣可能是由于静脉引流进入同侧颈静脉球引起的。静脉引流甚至可逆行进入对侧横窦[36]。尽管岩下窦 dAVF 很难手术显露，但它们通常有良好的静脉通路。因此，血管内治疗是处理该疾病的理想选择。

（三）边缘窦 dAVF

边缘窦环绕枕大孔和颈髓交界处。它引流入颈静脉或乙状窦。边缘窦向前方与斜坡静脉丛相通，向后方与枕窦相通。边缘窦 dAVF 的动脉供血通常来自咽升动脉、枕动脉或椎动脉脑膜支[48]。这些 dAVF 典型的静脉回流通常通过几个较小的窦道引流至乙状窦或颈静脉球[48]。

边缘窦与斜坡静脉丛相通，部分患者可能出现眼科症状。这些症状是由于 dAVF 通过岩下窦与海绵窦相通而引起[48]。与天幕切迹型 dAVF 一样，这些病变可以引流到脊髓髓周静脉，导致进行性脊髓病变症状[49]。这些病变在大多数情况下存在良好的静脉和动脉通路，很适合经血管内入路治疗。由于该区域存在潜在的静脉丛解剖变异和止血困难，外科手术干预应考虑作为二线治疗方式。如果需要，最适合这些病变的手术入路是远外侧入路。硬脑膜显露通常会闭塞较细的供血动脉分支。由于硬膜切口显露宽，包括对侧硬膜，可以通过抬高硬脑膜同时显露硬膜外脑膜后动脉供血支和硬膜内的引流静脉。该入路提供了显露椎动脉的通道，可以观察从其蛛网膜下腔段分支发出的供血动脉。将夹子置于动脉化的静脉端，随后在枕髁硬膜处进行电凝并离断（图 8-5）。

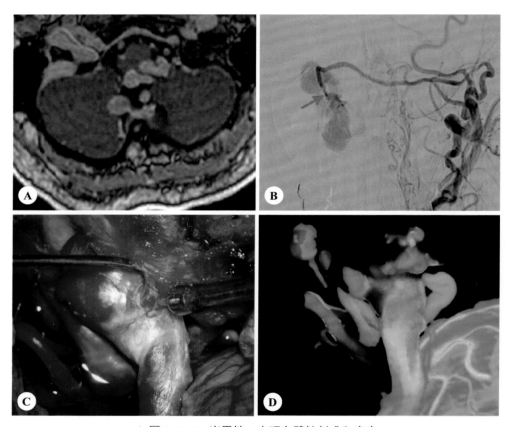

▲ 图 8-5　71 岁男性，出现左臂针刺感和疼痛

A. 磁共振轴位 T_1 加权增强像，显示颅后窝下方多条扩张的静脉曲张，与边缘窦硬脑膜动静脉瘘髓周引流相一致（Ⅲ型）；B. 左侧颈外动脉造影显示来源于枕动脉的脑膜后供血动脉，红箭所示为瘘口，左远外侧开颅入路处理瘘口，在硬脑膜打开后，用双极电凝多条硬膜供血动脉；C. 在切开硬脑膜分离蛛网膜后，显示到中线的瘘口引起大的引流静脉复合体；D. 吲哚菁绿造影确认瘘口血流

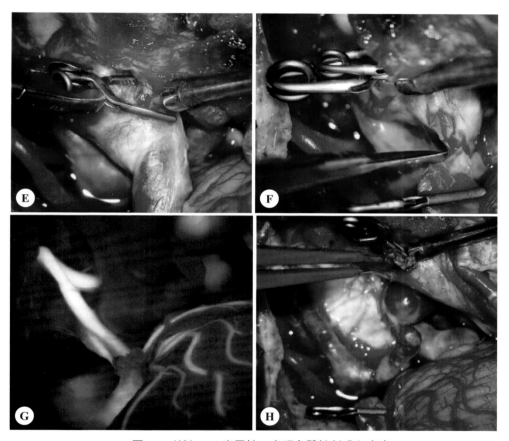

▲ 图 8-5（续）　71 岁男性，出现左臂针刺感和疼痛

E. 接近硬膜处夹闭瘘口；F. 夹闭离断引流静脉的一个分支，更好地进行瘘口移位；G. 硬脑膜上移后，吲哚菁绿造影确认硬脑膜动静脉瘘完全闭塞 / 结扎；H. 结扎后引流静脉视图，显示去动脉化的蓝色（经 Barrow Neurological Institute，Phoenix，Arizona 许可使用）

总结

即使随着血管内治疗技术的快速发展，开放式手术治疗在许多 dAVF 亚型中作为首要治疗或血管内治疗的补充仍是至关重要的。任何外科手术或血管内治疗 dAVF 的最重要目标都是阻断 CVR（如果存在）。考虑到脑 dAVF 位置的多样性和不断发展的治疗模式，将融合外科手术、经动脉栓塞、经静脉栓塞的多学科模式或联合治疗是理想的选择。对于任何治疗方式，CVR 的离断均能有效地降低不良事件发生风险，在某些情况下，可能比完全切除 dAVF 的并发症发生率低。

致谢：感谢巴罗神经学研究所神经科学公共关系部的工作人员协助手稿的准备工作。

参考文献

[1] Al-Shahi R, Bhattacharya JJ, Currie DG, Papanastassiou V, Ritchie V, Roberts RC, et al. Prospective, population-based detection of intracranial vascular malformations in adults: the Scottish Intracranial Vascular Malformation Study (SIVMS). *Stroke* 2003;34(5):1163–9. https://doi.org/10.1161/01.STR.0000069018.90456.C9.

[2] Awad IA, Little JR, Akarawi WP, Ahl J. Intracranial dural arteriovenous malformations: factors predisposing to an aggressive neurological course. *J Neurosurg* 1990;72(6):839–50. https://doi.org/10.3171/jns.1990.72.6.0839.

[3] Herman JM, Spetzler RF, Bederson JB, Kurbat JM, Zabramski JM. Genesis of a dural arteriovenous malformation in a rat model. *J Neurosurg* 1995;83(3):539–45. https://doi.org/10.3171/jns.1995.83.3.0539.

[4] Sarma D, ter Brugge K. Management of intracranial dural arteriovenous shunts in adults. *Eur J Radiol* 2003;46(3):206–20.

[5] Terada T, Higashida RT, Halbach VV, Dowd CF, Tsuura M, Komai N, et al. Development of acquired arteriovenous fistulas in rats due to venous hypertension. *J Neurosurg* 1994;80(5):884–9. https://doi.org/10.3171/jns.1994.80.5.0884.

[6] van Dijk JM, Willinsky RA. Venous congestive encephalopathy related to cranial dural arteriovenous fistulas. *Neuroimaging Clin N Am* 2003;13(1):55–72.

[7] Borden JA, Wu JK, Shucart WA. A proposed classification for spinal and cranial dural arteriovenous fistulous malformations and implications for treatment. *J Neurosurg* 1995;82(2):166–79. https://doi.org/10.3171/jns.1995.82.2.0166.

[8] Collice M, D'Aliberti G, Arena O, Solaini C, Fontana RA, Talamonti G. Surgical treatment of intracranial dural arteriovenous fistulae: role of venous drainage. *Neurosurgery* 2000;47(1):56–66 [discussion 66–7].

[9] Goto K, Sidipratomo P, Ogata N, Inoue T, Matsuno H. Combining endovascular and neurosurgical treatments of high-risk dural arteriovenous fistulas in the lateral sinus and the confluence of the sinuses. *J Neurosurg* 1999;90(2):289–99. https://doi.org/10.3171/jns.1999.90.2.0289.

[10] Hoh BL, Choudhri TF, Connolly Jr ES, Solomon RA. Surgical management of highgrade intracranial dural arteriovenous fistulas: leptomeningeal venous disruption without nidus excision. *Neurosurgery* 1998;42(4):796–804 [discussion 804–5].

[11] Kattner KA, Roth TC, Giannotta SL. Cranial base approaches for the surgical treatment of aggressive posterior

fossa dural arteriovenous fistulae with leptomeningeal drainage: report of four technical cases. *Neurosurgery* 2002;50(5):1156–60 [discussion 1160–1].

[12] Kiyosue H, Hori Y, Okahara M, Tanoue S, Sagara Y, Matsumoto S, et al. Treatment of intracranial dural arteriovenous fistulas: current strategies based on location and hemodynamics, and alternative techniques of transcatheter embolization. *Radiographics* 2004;24(6):1637–53. https://doi.org/10.1148/rg.246045026.

[13] Lewis AI, Tomsick TA, Tew Jr JM. Management of tentorial dural arteriovenous malformations: transarterial embolization combined with stereotactic radiation or surgery. *J Neurosurg* 1994;81(6):851–9. https://doi.org/10.3171/jns.1994.81.6.0851.

[14] Sundt Jr TM, Piepgras DG. The surgical approach to arteriovenous malformations of the lateral and sigmoid dural sinuses. *J Neurosurg* 1983;59(1):32–9. https://doi.org/10.3171/jns.1983.59.1.0032.

[15] Ushikoshi S, Houkin K, Kuroda S, Asano T, Iwasaki Y, Miyasaka K, et al. Surgical treatment of intracranial dural arteriovenous fistulas. *Surg Neurol* 2002;57(4):253–61.

[16] Al-Mahfoudh R, Kirollos R, Mitchell P, Lee M, Nahser H, Javadpour M. Surgical disconnection of the cortical venous reflux for high-grade intracranial dural arteriovenous fistulas. *World Neurosurg* 2015;83(4):652–6. https://doi.org/10.1016/j. wneu.2014.12.025.

[17] Collice M, D'Aliberti G, Talamonti G, Branca V, Boccardi E, Scialfa G, et al. Surgical interruption of leptomeningeal drainage as treatment for intracranial dural arteriovenous fistulas without dural sinus drainage. *J Neurosurg* 1996;84(5):810–7. https://doi.org/10.3171/jns.1996.84.5.0810.

[18] da Costa LB, Terbrugge K, Farb R, Wallace MC. Surgical disconnection of cortical venous reflux as a treatment for Borden type II dural arteriovenous fistulae. *Acta Neurochir* 2007;149(11):1103–8 [discussion 1108] https://doi.org/10.1007/s00701–007–1316–9.

[19] van Dijk JM, TerBrugge KG, Willinsky RA, Wallace MC. Selective disconnection of cortical venous reflux as treatment for cranial dural arteriovenous fistulas. *J Neurosurg* 2004;101(1):31–5. https://doi.org/10.3171/jns.2004.101.1.0031.

[20] Davies MA, TerBrugge K, Willinsky R, Coyne T, Saleh J, Wallace MC. The validity of classification for the clinical presentation of intracranial dural arteriovenous fistulas. *J Neurosurg* 1996;85(5):830–7. https://doi.org/10.3171/jns.1996.85.5.0830.

[21] Gross BA, Moon K, Kalani MY, Albuquerque FC, McDougall CG, Nakaji P, et al. Clinical and anatomic insights from a series of ethmoidal dural arteriovenous fistulas at the Barrow Neurological Institute. *World Neurosurg* 2016;93:94–9.

[22] Lawton MT, Chun J, Wilson CB, Halbach VV. Ethmoidal dural arteriovenous fistulae: an assessment of surgical and endovascular management. *Neurosurgery* 1999;45(4):805–10 [discussion 810–1].

[23] Malek AM, Halbach VV, Higashida RT, Phatouros CC, Meyers PM, Dowd CF. Treatment of dural arteriovenous malformations and fistulas. *Neurosurg Clin N Am* 2000;11(1):147–66. ix.

[24] Barrow DL, Spector RH, Braun IF, Landman JA, Tindall SC, Tindall GT. Classification and treatment of spontaneous carotid-cavernous sinus fistulas. *J Neurosurg* 1985;62(2):248–56. https://doi.org/10.3171/jns.1985.62.2.0248.

[25] Meyers PM, Halbach VV, Dowd CF, Lempert TE, Malek AM, Phatouros CC, et al. Dural carotid cavernous fistula: definitive endovascular management and long-term follow-up. *Am J Ophthalmol* 2002;134(1):85–92.

[26] Stiebel-Kalish H, Setton A, Berenstein A, Kalish Y, Nimii Y, Kupersmith MJ. Bilateral orbital signs predict cortical venous drainage in cavernous sinus dural AVMs. *Neurology* 2002;58(10):1521–4.

[27] van Dijk JM, terBrugge KG, Willinsky RA, Wallace MC. Clinical course of cranial dural arteriovenous fistulas with long-term persistent cortical venous reflux. *Stroke* 2002;33(5):1233–6.

[28] Benndorf G, Bender A, Lehmann R, Lanksch W. Transvenous occlusion of dural cavernous sinus fistulas through the thrombosed inferior petrosal sinus: report of four cases and review of the literature. *Surg Neurol* 2000;54(1):42–54.

[29] Klisch J, Huppertz HJ, Spetzger U, Hetzel A, Seeger W, Schumacher M. Transvenous treatment of carotid cavernous and dural arteriovenous fistulae: results for 31 patients and review of the literature. *Neurosurgery* 2003;53(4):836–

56 [discussion 856–7].

[30] Miller NR, Monsein LH, Debrun GM, Tamargo RJ, Nauta HJ. Treatment of carotid-cavernous sinus fistulas using a superior ophthalmic vein approach. *J Neurosurg* 1995;83(5):838–42. https://doi.org/10.3171/jns.1995.83.5.0838.

[31] Day JD, Fukushima T. Direct microsurgery of dural arteriovenous malformation type carotid-cavernous sinus fistulas: indications, technique, and results. *Neurosurgery* 1997;41(5):1119–24 [discussion 1124–6].

[32] Krisht AF, Burson T. Combined pretemporal and endovascular approach to the cavernous sinus for the treatment of carotid-cavernous dural fistulae: technical case report. *Neurosurgery* 1999;44(2):415–8.

[33] Mullan S. Treatment of carotid-cavernous fistulas by cavernous sinus occlusion. *J Neurosurg* 1979;50(2):131–44. https://doi.org/10.3171/jns.1979.50.2.0131.

[34] Tu YK, Liu HM, Hu SC. Direct surgery of carotid cavernous fistulae and dural arteriovenous malformations of the cavernous sinus. *Neurosurgery* 1997;41(4):798–805 [discussion 805–6].

[35] Cognard C, Gobin YP, Pierot L, Bailly AL, Houdart E, Casasco A, et al. Cerebral dural arteriovenous fistulas: clinical and angiographic correlation with a revised classification of venous drainage. *Radiology* 1995;194(3):671–80. https://doi.org/10.1148/radiology. 194.3.7862961.

[36] Lewis AI, Rosenblatt SS, Tew Jr JM. Surgical management of deep-seated dural arteriovenous malformations. *J Neurosurg* 1997;87(2):198–206. https://doi.org/10.3171/jns.1997.87.2.0198.

[37] Tomak PR, Cloft HJ, Kaga A, Cawley CM, Dion J, Barrow DL. Evolution of the management of tentorial dural arteriovenous malformations. *Neurosurgery* 2003;52(4):750–60 [discussion 760–2].

[38] Zink WE, Meyers PM, Connolly ES, Lavine SD. Combined surgical and endovascular management of a complex posttraumatic dural arteriovenous fistula of the tentorium and straight sinus. *J Neuroimaging* 2004;14(3):273–6. https://doi. org/10.1177/105122840426537.

[39] Lawton MT, Sanchez-Mejia RO, Pham D, Tan J, Halbach VV. Tentorial dural arteriovenous fistulae: operative strategies and microsurgical results for six types. *Neurosurgery* 2008;62(3 Suppl. 1):110–24 [discussion 124–5] https://doi.org/10.1227/01. neu.0000317381.68561.b0.

[40] Chi JH, Lawton MT. Posterior interhemispheric approach: surgical technique, application to vascular lesions, and benefits of gravity retraction. *Neurosurgery* 2006;59(1 Suppl. 1), ONS41–9 [discussion ONS41–9] https://doi. org/10.1227/01. NEU.0000219880.66309.85.

[41] Matsushima T, Suzuki SO, Fukui M, Rhoton Jr AL, de Oliveira E, Ono M. Microsurgical anatomy of the tentorial sinuses. *J Neurosurg* 1989;71(6):923–8. https://doi. org/10.3171/jns.1989.71.6.0923.

[42] Miabi Z, Midia R, Rohrer SE, Hoeffner EG, Vandorpe R, Berk CM, et al. Delineation of lateral tentorial sinus with contrast-enhanced MR imaging and its surgical implications. *AJNR Am J Neuroradiol* 2004;25(7):1181–8.

[43] Muthukumar N, Palaniappan P. Tentorial venous sinuses: an anatomic study. *Neurosurgery* 1998;42(2):363–71. https://doi.org/10.1097/00006123–199802000–00097.

[44] Ng PP, Halbach VV, Quinn R, Balousek P, Caragine LP, Dowd CF, et al. Endovascular treatment for dural arteriovenous fistulae of the superior petrosal sinus. *Neurosurgery* 2003;53(1):25–32 [discussion 32–3].

[45] Quinones-Hinojosa A, Chang EF, Lawton MT. The extended retrosigmoid approach: an alternative to radical cranial base approaches for posterior fossa lesions. *Neurosurgery* 2006;58(4 Suppl. 2), ONS-208–14 [discussion ONS-214] https://doi.org/10.1227/01. NEU.0000192714.15356.08.

[46] Picard L, Bracard S, Islak C, Roy D, Moreno A, Marchal JC, et al. Dural fistulae of the tentorium cerebelli. Radioanatomical, clinical and therapeutic considerations. *J Neuroradiol* 1990;17(3):161–81.

[47] Ricolfi F, Manelfe C, Meder JF, Arrue P, Decq P, Brugieres P, et al. Intracranial dural arteriovenous fistulae with perimedullary venous drainage. Anatomical, clinical and therapeutic considerations. *Neuroradiology* 1999;41(11):803–12.

[48] McDougall CG, Halbach VV, Dowd CF, Higashida RT, Larsen DW, Hieshima GB. Dural arteriovenous fistulas of the marginal sinus. *AJNR Am J Neuroradiol* 1997;18(8):1565–72.

[49] Pierot L, Chiras J, Meder JF, Rose M, Rivierez M, Marsault C. Dural arteriovenous fistulas of the posterior fossa draining into subarachnoid veins. *AJNR Am J Neuroradiol* 1992;13(1):315–23.

第 9 章 复合手术治疗
Hybrid surgical and endovascular treatment

Joshua S. Catapano　Tyler S. Cole　Felipe C. Albuquerque　著

硬脑膜动静脉瘘（dAVF）是一类病理性的、低阻力的脑血管分流疾病，多由脑膜动脉与硬脑膜静脉窦和（或）皮质静脉之间短路形成[1]。dAVF 相关的神经功能障碍和（或）出血的风险较高，存在皮质静脉反流（CVR）的高风险病灶相关致死率大约为每年 4%，因此如果存在 CVR 或相关症状影响患者生活质量时，通常建议治疗[1, 2]。根据瘘口所在部位，合理选择开放手术或血管内治疗。血管内治疗可以作为大多数引流到静脉窦，伴有或不伴有继发软膜静脉反流病变的治疗选择[3]。然而，对于一些具有挑战性的病例，可结合开放手术和血管内治疗进行复合手术[3-9]。特别是对于单纯血管内治疗血管解剖复杂的情况，可能从复合手术中的获益最多。血管内治疗的病例，取决于瘘口的位置，普遍采用经动脉入路，或者更常见的是采用经静脉入路治疗；然而，某些病例中由于动脉迂曲和（或）静脉解剖复杂或合并静脉狭窄 / 闭塞，传统入路难以实现[3, 4, 6, 9-22]。

在此，作者总结了当前解决此问题的复合手术方法。所有患者对本文所述均已达成知情同意。

一、钻孔经静脉窦入路

如果患者的瘘口是由狭窄、细小且迂曲的动脉供血，经静脉入路治疗常常是必要的[3, 23-25]。直接引流进入静脉窦的病灶通常可以采用经颈内静脉至静脉窦入路[3]。然而，对于窦内形成血栓且未成功再通的病例，则需要其他的路径[3]。具体而言，如果 dAVF 涉及浅表引流的静脉窦，则可以使用单个钻孔或钻孔开颅方法[3]。Houdart 等发表了迄今为止最大的病例系列报道，其中包含 10 例患者（5 例横窦 dAVF、4 例上矢状窦 dAVF、1 例岩上窦 dAVF）。这些患者均通过钻孔开颅，经窦入路成功使用弹簧圈和（或）栓塞胶进行了栓塞[3]。其他的个案报道和病例系列报道也使用了类似的技术，并成功进行了栓塞[10, 17, 21]。作者建议联合神经导航和经动脉血管造影来定位病灶的引流静脉窦，定位好皮肤切口，通过钻孔开颅，在神经导航和透视引导下，采用微小穿刺针对静脉窦进行穿刺。在入路建立成功后，微导丝在透视引导下进入静脉窦，然后拔除穿刺针并置换微穿刺鞘。微导管沿着微导丝到达病灶之后使用弹簧圈、生物胶和（或）Onyx进行栓塞。

二、钻孔或开颅经引流静脉入路

在无法通过静脉或动脉入路，且未涉及浅表静脉窦的病变，则可以采用单纯钻孔或钻孔开颅后行穿刺引流静脉的联合手术入路[9, 11, 16, 20]。已有数例病例报道该入路，大部分是没有可行的经静脉入路（包括经眼静脉入路）的海绵窦瘘病变。改良的术式是进行额颞开颅并直接穿刺表浅的大脑中浅静脉。之后在透视引导下置入导管，对 dAVF 进行了弹簧圈栓塞瘘口直至表浅大脑中浅静脉远端[11, 16]。

经引流静脉联合入路不仅对于海绵窦病变有效。图 9-1 展示了 1 例因间歇性运动性失语与视物模糊于作者所在医疗机构就诊的 57 岁男性患者的血管造影，图像显示患者存在 Cognard Ⅳ级的后顶叶区 dAVF，由左侧枕动脉的多个分支供血，左侧横窦及乙状窦闭塞。同时存在涉及 Trolard 静脉和 Labbé 静脉的皮质静脉反流。患者在血管造影的同时，使用 Onyx 经枕动脉分支部分闭塞瘘口。但是，仍存在一个巨大的扩张引流静脉瘤，并逆行回流至 Trolard 静脉与 Labbé 静脉。为了彻底治愈这一病变，有必要直接对静脉瘤进行穿刺栓塞。该患者随后接受了经股动脉血管造影术，导管超选择性血管造影至左侧颈外动脉。转入手术室后，使用 Mayfield 三点式头架固定患者头部并进行神经导航注册，利用神经导航和血管造影定位静脉瘤体表投影后，直接在定位点上进行了头皮切开与钻孔开颅术。作者使用了一个 16 号血管穿刺针对静脉瘤进行了直接穿刺，造影确认针头位于静脉瘤内且存在 Trolard 静脉和 Labbé 静脉反流后，在微导管引导下进行弹簧圈栓塞。复查造影提示静脉瘤不显影，瘘口完全闭塞。患者术后恢复良好，无神经功能障碍。

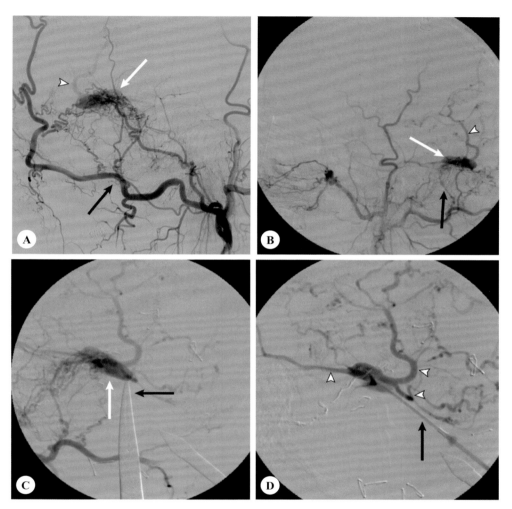

▲ 图 9-1　**A.** Cognard Ⅳ级左后顶叶硬脑膜动静脉瘘的栓塞前造影，病灶由来自左枕动脉的多个分支供血（黑箭），引流至静脉瘤（白箭），并存在皮质静脉反流（白箭头）；**B.** Onyx 栓塞枕动脉分支后（黑箭），血液仍明显引流至静脉瘤（白箭）且仍存在皮质静脉反流（白箭头）；**C.** 血管造影联合神经导航下，使用止血钳（黑箭）精确定位静脉瘤（白箭）；**D.** 使用 16 号穿刺针（黑箭）直接穿刺静脉瘤并造影确认存在皮质静脉反流（白箭头）

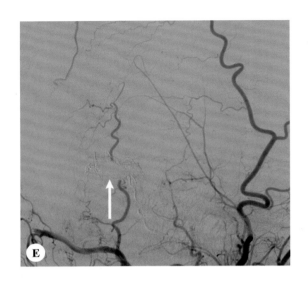

◀ 图 9-1（续） E. 弹簧圈栓塞静脉瘤（白箭）后，血管造影证实瘘口彻底闭塞

经 Barrow Neurological Institute, Phoenix, Arizona 许可使用

三、直接静脉穿刺

虽然对引流静脉进行直接穿刺在技术上存在困难，但是对于一些常规入路无法到达的瘘口来说，是有效且必须挑战的。大多数个案报道和病例系列报道均是描述无法采用常规的经静脉或动脉入路治疗的颈内动脉海绵窦瘘，可以通过直接穿刺眼上静脉治疗。还有一些报道中也有提及直接对其他表浅静脉，包括面静脉进行穿刺以成功栓塞瘘口的病例[26-40]。还有作者报道了使用联合入路直接成功穿刺 dAVF 的病例，包括经眶入路治疗海绵窦 dAVF 和卵圆孔入路治疗海绵窦与斜坡 dAVF[13, 14, 19, 22, 41]。

图 9-2 展示了一个直接静脉穿刺的病例。该患者是一名 51 岁女性，她的左眼出现了轻度眼球突出和瘀斑，且持续了约 1 个月。2 天内她经历了与视力变化相关的左眼球突出突然加重，包括侧方凝视时视力下降和复视。外院评估发现患有左侧颈内动脉海绵窦瘘。但是由于缺乏到达瘘口的通路，尝试栓塞未能成功。于是，决定尝试经皮直接穿刺眼上静脉进行脑血管造影与瘘口栓塞。左侧颈外动脉 CTA 三维重建后也证实，传统的经动脉或静脉入路无法到达瘘口。由于该瘘口由左侧颈内动脉海绵窦段与左侧颌内动脉远端的多个细小分支供血，传统的经动脉入路无法进行安全栓塞。同样，由于与岩下窦相通的海绵窦部分没有与瘘口相通，传统的经静脉通路也无法进行栓塞。此外，由于血

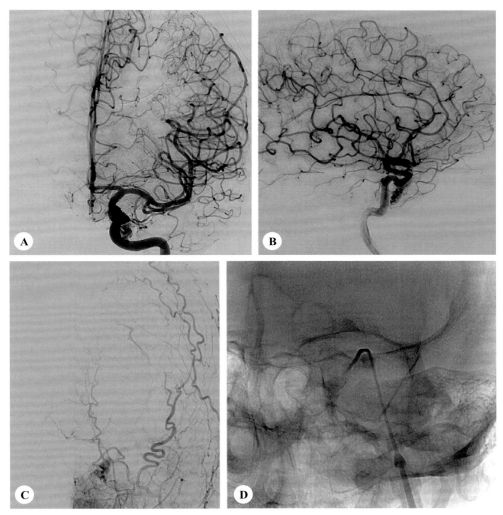

▲ 图 9-2　**A** 和 **B.** 左侧颈内动脉造影的正位和侧位图像，硬脑膜动静脉瘘（**dAVF**）由来自于左侧颈内动脉海绵窦段的多个分支供血；**C.** 左颈外动脉注射造影显示供应 **dAVF** 的颌内动脉的远端分支；**D** 至 **F.** 左眼上静脉置管后未减影的经眶视图，之后是静脉瘤造影（**E**）和瘘口造影（**F**）显示 **dAVF** 整体结构

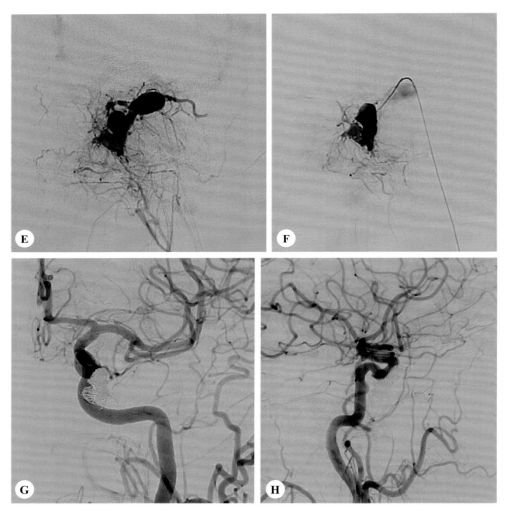

▲ 图 9-2（续） **G 和 H.** 弹簧圈栓塞后，左侧颈内动脉正侧位造影证实 dAVF 已被完全栓塞

经 Barrow Neurological Institute，Phoenix，Arizona 许可使用

栓闭塞内眦静脉，也无法通过面静脉和内眦静脉进入眼上静脉。因此，尝试对眼上静脉直接穿刺。试图先通过左侧颈外动脉的 CTA 找到满意的穿刺道，但对比剂在左眼上静脉内出现了延迟显影，未能找到满意的目标。于是，转而使用双平板造影显示静脉路径图来引导眼上静脉穿刺。于眉下上眼眶内侧 1/3 处切开了一个小切口，在路径图指导下，使用微穿刺针进入眼上静脉。经导丝成功将 4F 微导管鞘置于左眼上静脉内，超选择性静脉造影确定鞘的位置。微导丝引导微导管进入海绵窦后部。超选择性静脉造影证实微导管在窦内位置极佳。使用多个弹簧圈栓塞后，双侧颈总动脉造影显示瘘口完全闭塞，无并发症发生。

四、开颅经动脉入路

尽管大多数的联合入路治疗 dAVF 都是通过静脉入路，但联合经动脉入路仍是一种有效且可广泛应用的技术。对于需要经动脉入路治疗，但受限于动脉迂曲或其他解剖学限制的复杂病例，直接穿刺动脉创建通路仍是必要的。文献中有一些个案报道，经开颅手术后直接穿刺供血动脉（如脑膜中动脉）用于栓塞病灶，或者直接颈外动脉穿刺置管进行供血动脉栓塞[12, 15, 18]。在供血动脉存在明显迂曲或扭曲的情况下，这种治疗方案尤其重要。

结论

尽管大多数 dAVF 可以通过经典的血管内通路或开放显微外科技术进行治疗，但有时由于解剖学限制、血管解剖结构迂曲等情况，仍需要复合手术技术进行治疗。在这些情况下，应该通过外科手术来获得更为直接到达瘘口的通路。如本章所述，外科手术可以暴露目标静脉窦、引流静脉或供血动脉，以用于直接置管进行瘘口的介入栓塞。

致谢：感谢巴罗神经学研究所神经科学公共关系部的工作人员协助手稿的准备工作。

参考文献

[1] Reynolds MR, Lanzino G, Zipfel GJ. Intracranial dural arteriovenous fistulae. *Stroke* 2017;48(5):1424–31 [Epub 2017/04/23].

[2] Zipfel GJ, Shah MN, Refai D, Dacey Jr RG, Derdeyn CP. Cranial dural arteriovenous fistulas: modification of angiographic classification scales based on new natural history data. *Neurosurg Focus* 2009;26(5):E14 [Epub 2009/05/05].

[3] Houdart E, Saint-Maurice JP, Chapot R, et al. Transcranial approach for venous embolization of dural arteriovenous fistulae. *J Neurosurg* 2002;97(2):280–6 [Epub 2002/08/21].

[4] Selvarajah E, Boet R, Laing A. Combined surgical and endovascular treatment of a posterior fossa dural arteriovenous fistula. *J Clin Neurosci* 2005;12(6):723–5 [Epub 2005/08/24].

[5] Krisht AF, Burson T. Combined pretemporal and endovascular approach to the cavernous sinus for the treatment of carotid-cavernous dural fistulae: technical case report. *Neurosurgery* 1999;44(2):415–8 [Epub 1999/02/05].

[6] Tsai LK, Liu HM, Jeng JS. Diagnosis and management of intracranial dural arteriovenous fistulas. *Expert Rev Neurother* 2016;16(3):307–18 [Epub 2016/02/03].

[7] Nam TK, Byun JS, Choi HH, Chung MS, Lee EJ. Feasibility and effectiveness of direct puncture and onyx embolization for transverse sinus dural arteriovenous fistula. *Yonsei Med J* 2019;60(11):1112–5 [Epub 2019/10/23].

[8] Park SH, Kim JH, Chang CH, Jung YJ. Fluoroscopy-guided combined (surgical/endovascular) treatment of dural arteriovenous fistula. *J Cerebrovasc Endovasc Neurosurg* 2017;19(2):106–10 [Epub 2017/11/21].

[9] Shen SC, Tsuei YS, Chen WH, Shen CC. Hybrid surgery for dural arteriovenous fistula in the neurosurgical hybrid operating suite. *BMJ Case Rep* 2014;2014 [Epub 2014/01/25].

[10] Caplan JM, Kaminsky I, Gailloud P, Huang J. A single burr hole approach for direct transverse sinus cannulation for the treatment of a dural arteriovenous fistula. *J Neurointerv Surg* 2015;7(2):e5 [Epub 2014/01/17].

[11] Chaudhary N, Lownie SP, Bussiere M, Pelz DM, Nicolle D. Transcortical venous approach for direct embolization of a cavernous sinus dural arteriovenous fistula: technical case report. *Neurosurgery* 2012;70(2 Suppl. Operative):343–8 [Epub 2011/11/11].

[12] Crowley RW, Evans AJ, Jensen ME, Kassell NF, Dumont AS. Combined surgical/endovascular treatment of a complex dural arteriovenous fistula in 21–month-old. Technical note. *J Neurosurg Pediatr* 2009;3(6):501–6 [Epub 2009/06/03].

[13] Dye JA, Buchanan CC, Gonzalez NR. Integrated open surgical and endovascular embolization treatment of a paracavernous venous plexus fistula: case report. *J Neurosurg* 2015;122(4):933–8 [Epub 2014/12/20].

[14] Gil A, Lopez-Ibor L, Lopez-Flores G, Cuellar H, Murias E, Rodriguez-Boto G. Treatment of a carotid cavernous fistula via direct transovale cavernous sinus puncture. *J Neurosurg* 2013;119(1):247–51 [Epub 2013/05/15].

[15] Hallaert GG, De Keukeleire KM, Vanhauwaert DJ, Defreyne L, Van Roost D. Intracranial dural arteriovenous fistula successfully treated by combined open-endovascular procedure. *J Neurol Neurosurg Psychiatry* 2010;81(6):685–9 [Epub 2010/02/24].

[16] Hurley MC, Rahme RJ, Fishman AJ, Batjer HH, Bendok BR. Combined surgical and endovascular access of the superficial middle cerebral vein to occlude a high-grade cavernous dural arteriovenous fistula: case report. *Neurosurgery* 2011;69(2):E475–81 [discussion E81–2. Epub 2011/07/28].

[17] Kong DS, Kwon KH, Kim JS, Hong SC, Jeon P. Combined surgical approach with intraoperative endovascular embolization for inaccessible dural arteriovenous fistulas. *Surg Neurol* 2007;68(1):72–7 [discussion 8. Epub 2007/06/26].

[18] Lin N, Brouillard AM, Mokin M, et al. Direct access to the middle meningeal artery for embolization of complex dural arteriovenous fistula: a hybrid treatment approach. *J Neurointerv Surg* 2015;7(7):e24 [Epub 2014/06/12].

[19] Liu A, Liu J, Qian Z, et al. Onyx embolization of cavernous sinus dural arteriovenous fistulas via direct transorbital

puncture under the guidance of three-dimensional reconstructed skull image (reports of six cases). *Acta Neurochir* 2014;156(5):897–900 [Epub 2014/03/07].

[20] Luo CB, Chang FC, Wu HM, Chung WY. Transcranial embolization of a transverse-sigmoid sinus dural arteriovenous fistula carried out through a decompressive craniectomy. *Acta Neurochir* 2007;149(2):197–200 [discussion. Epub 2006/11/09].

[21] Pierot L, Visot A, Boulin A, Dupuy M. Combined neurosurgical and neuroradiological treatment of a complex superior sagittal sinus dural fistula: technical note. *Neurosurgery* 1998;42(1):194–7 [Epub 1998/01/27].

[22] Puffer RC, Lanzino G, Cloft HJ. Using XperGuide planning software to safely guide catheter access to the cavernous sinus via transorbital puncture: a case report. *Neurosurgery* 2014;10(Suppl. 2):E370–3 [discussion E 3. Epub 2014/02/19].

[23] Halbach VV, Higashida RT, Hieshima GB, Goto K, Norman D, Newton TH. Dural fistulas involving the transverse and sigmoid sinuses: results of treatment in 28 patients. *Radiology* 1987;163(2):443–7 [Epub 1987/05/01].

[24] Halbach VV, Higashida RT, Hieshima GB, Hardin CW, Pribram H. Transvenous embolization of dural fistulas involving the cavernous sinus. *AJNR Am J Neuroradiol* 1989;10(2):377–83 [Epub 1989/03/01].

[25] Urtasun F, Biondi A, Casaco A, et al. Cerebral dural arteriovenous fistulas: percutaneous transvenous embolization. *Radiology* 1996;199(1):209–17 [Epub 1996/04/01].

[26] Wolfe SQ, Cumberbatch NM, Aziz-Sultan MA, Tummala R, Morcos JJ. Operative approach via the superior ophthalmic vein for the endovascular treatment of carotid cavernous fistulas that fail traditional endovascular access. *Neurosurgery* 2010;66(6 Suppl. Operative):293–9 [discussion 9. Epub 2010/05/29].

[27] Prochazka V, Cizek V, Kacirova R. Cavernous sinus dural fistula treated by transvenous facial vein approach. *Interv Neuroradiol* 2004;10(1):69–74 [Epub 2004/03/14].

[28] Uflacker R, Lima S, Ribas GC, Piske RL. Carotid-cavernous fistulas: embolization through the superior ophthalmic vein approach. *Radiology* 1986;159(1):175–9 [Epub 1986/04/01].

[29] Serratrice N, Baucher G, Reyre A, Brunel H, Fuentes S, Dufour H. Management of two cavernous sinus dural arteriovenous fistulae by direct microsurgical approach and catheterization of the superior ophthalmic vein. *Neurochirurgie* 2019;65(6):397–401 [Epub 2019/06/18].

[30] Reis CV, Gonzalez FL, Zabramski JM, et al. Anatomy of the superior ophthalmic vein approach for direct endovascular access to vascular lesions of the orbit and cavernous sinus. *Neurosurgery* 2009;64(5 Suppl. 2):318–23 [discussion 23. Epub 2009/05/07].

[31] Quinones D, Duckwiler G, Gobin PY, Goldberg RA, Vinuela F. Embolization of dural cavernous fistulas via superior ophthalmic vein approach. *AJNR Am J Neuroradiol* 1997;18(5):921–8 [Epub 1997/05/01].

[32] Miller NR, Monsein LH, Debrun GM, Tamargo RJ, Nauta HJ. Treatment of carotid- cavernous sinus fistulas using a superior ophthalmic vein approach. *J Neurosurg* 1995;83(5):838–42 [Epub 1995/11/01].

[33] Komiyama M, Morikawa K, Fu Y, Yagura H, Yasui T, Baba M. Indirect carotid-cavernous sinus fistula: transvenous embolization from the external jugular vein using a superior ophthalmic vein approach. A case report. *Surg Neurol* 1990;33(1):57–63 [Epub 1990/01/01].

[34] Ha JG, Jeong HW, In HS, Choi SJ. Transvenous embolization of cavernous sinus dural arteriovenous fistula using the direct superior ophthalmic vein approach: a case report. *Neurointervention* 2011;6(2):100–3 [Epub 2011/11/30].

[35] Gomez-Paz S, Vergara-Garcia D, Robinson M, Kicielinski KP, Thomas AJ, Ogilvy CS. Coil embolization of a carotid-cavernous fistula through superior ophthalmic venous access via external jugular vein puncture approach. *World Neurosurg* 2019;131:196 [Epub 2019/08/20].

[36] Chalouhi N, Dumont AS, Tjoumakaris S, et al. The superior ophthalmic vein approach for the treatment of carotid-cavernous fistulas: a novel technique using Onyx. *Neurosurg Focus* 2012;32(5):E13 [Epub 2012/04/28].

[37] Bulsara KR, Vasudevan R, Erdem E. Superior ophthalmic vein approach to carotid-cavernous fistulas. Technical note. *Neurosurg Focus* 2005;18(2):ECP3 [Epub 2005/02/18].

[38] Briganti F, Caranci F, Leone G, et al. Endovascular occlusion of dural cavernous fistulas through a superior ophthalmic vein approach. *Neuroradiol J* 2013;26(5):565–72 [Epub 2013/11/10].

[39] Berlis A, Klisch J, Spetzger U, Faist M, Schumacher M. Carotid cavernous fistula: embolization via a bilateral superior ophthalmic vein approach. *AJNR Am J Neuroradiol* 2002;23(10):1736–8 [Epub 2002/11/13].

[40] Baldauf J, Spuler A, Hoch HH, Molsen HP, Kiwit JC, Synowitz M. Embolization of indirect carotid-cavernous sinus fistulas using the superior ophthalmic vein approach. *Acta Neurol Scand* 2004;110(3):200–4 [Epub 2004/08/03].

[41] Urdaneta-Moncada A, Feng L, Chen J. Occlusion of a clival dural arteriovenous fistula using a novel approach through the foramen ovale. *J Neurointerv Surg* 2013;5(6):e46 [Epub 2012/11/29].

第 10 章　硬脑膜动静脉瘘的放射外科治疗
Radiosurgery for cerebral dural arteriovenous fistulas

Daniel A. Tonetti　L. Dade Lunsford　著

硬脑膜动静脉瘘（dAVF）是硬脑膜内的异常动静脉分流，其中脑膜动脉将血液分流至硬脑膜窦或皮质静脉。dAVF 引起的症状取决于其位置和生理学，包括颅内出血和非出血性神经功能障碍（NHND），还有不太严重的症状，如耳鸣、头痛和眼部症状。如其他章节所述，dAVF 的治疗方案包括显微外科切除、经动脉或经静脉血管内栓塞，以及立体定向放射外科（SRS）。对于新诊断的 dAVF 患者，治疗方案的选择取决于许多因素，包括临床因素（如患者病史、症状持续时间及发展和临床检查）、影像学因素（如皮质静脉反流的状态、供血动脉的解剖和静脉引流），治疗机构因素（如外科及血管科的技术力量、放射外科基础设施、转诊模式和外科医生偏好）和患者症状。放射外科在现代脑血管外科中发挥着重要作用。

一、适应证和患者的选择

根据是否存在皮质静脉引流（CVD），dAVF 传统上分为"高风险"和"低风险"两类；CVD 患者更有可能出现 NHND 或颅内出血[1]。由于栓塞术的即时性和高治愈率，其通常是高危 dAVF 的一线治疗方法，当瘘口无法封堵或栓塞剂无法到达时，手术通常作为二线治疗方法[2-4]；如果栓塞不能完全闭合 dAVF 时，则此类患者需要 SRS 治疗。由于其手术并发症低，SRS 还与 dAVF 栓塞术结合使用，可以实现早期闭合（通过栓塞）和防止后期再通，即"万全之策"的方法。

然而，研究数据表明，数据结果对伴有 CVD 的 dAVF 患者根据其症状分为"低危险"或"高危险"两个组，后者指的是那些曾伴有 NHND 或出血的患者[5, 6]。治疗高危 dAVF 的意义是预防出血或 NHND，而治疗低危 dAVF 的意义是缓解症状（如耳鸣、眼部症状和头痛）。SRS 传统上主要用治疗低危 dAVF。有许多研究数据表明，SRS 可以使存在 CVD 的低危 dAVF 患者出血风险显著降低 [5, 7-9]。因此，SRS 也被用于伴有 CVD 的低危患者 [6]。

总的来说，放射外科治疗 dAVF 的主要适应证是症状轻微或其他治疗术后有残余。包括颈动脉海绵窦瘘的突眼、球结膜水肿及复视，可能与颅后窝有关（如横窦 - 乙状窦瘘）的搏动性耳鸣或头痛。高危 dAVF 的放射外科治疗，包括那些以前有过出血或出现急性 NHND 的患者，只有在栓塞或外科手术可能会出现不可接受的风险的患者中才应考虑应用；在现代临床实践中，随着血管内技术的进步，这种需求已经减少。

SRS 也应用在部分显微手术切除或不完全血管内治疗后的 dAVF；在这些情况下，SRS 可以作为一种辅助或补救治疗。SRS 也被描述为血管内栓塞患者的补充治疗 [11-16]。有学者认为 SRS 作为补充治疗可以增加 dAVF 的永久性闭塞率。Pollock 等发现，与仅接受放射外科手术的患者相比，同时接受放射外科手术和栓塞治疗的患者症状缓解更快；因此，有学者提出，采用血管内治疗 / 放射外科联合方法来减少血流量，可以使这些患者即时受益 [11]。

在作者所在的研究所里，作者对 dAVF 患者和出血风险高的患者（包括大多数 CVD 患者）和（或）神经系统迅速恶化的患者进行栓塞治疗。当 dAVF 栓塞后血管造影证实闭塞并且症状完全缓解时，不应进行放射外科治疗。伴有 CVD 不是 SRS 的绝对禁忌证；不管是否伴有 CVD，只要是低危 dAVF 的患者首选 SRS 治疗 [6]。根据作者的经验，对于临床病情稳定的患者，更提倡单独使用放射外科治疗的方法替代手术和（或）栓塞的方法，这些患者是可以接受症状延迟缓解的。

二、放射外科技术

大多数关于 dAVF SRS 的临床结果研究和已发表的技术几乎都使用伽马刀（U 型、B 型、C 型、4C 型或 Perfexion 型），也有基于直线加速器（linear accelerator，LINAC）的放射外科的报道 [14, 17, 18]。本章重点介绍伽马刀放射外科。

脑血管病的现代 SRS 治疗计划基于立体定向 MRI 和高分辨率双平面 DSA 的结合。在作者所在的研究所，患者先在镇静状态下佩戴立体定向框架，然后注射钆对比剂进行薄层 MRI 扫描。获得的序列包括快速自旋回波轴向 T$_2$ 加权图像和对比剂给药后稳态图像中的三维梯度采集。随后，对所有疑似供血动脉（包括颈内动脉和颈外动脉注射）进行双平面 DSA 检查，为下一步放射外科治疗做准备。

目标定位是通过整合薄层磁共振成像和脑血管造影的成像数据来实现的。将硬脑膜内所有异常动静脉纳入靶向治疗是至关重要的。分流点附近的供血动脉不在靶区内。与非瘘管的引流静脉也不包括在内。靶区的体积可以从动静脉分流的小瘘点到多个动脉输入的静脉窦，大小不等。

平均目标边缘剂量约为 20Gy（15～30Gy）[19]。目标覆盖率通常在 50% 等剂量线下规定，因为使用伽马刀技术，在该等剂量下，剂量下降最明显。如果目标体积完全包含在至少 20Gy 的剂量中，则可以规定更高的等剂量。最新动静脉畸形 SRS 治疗表明，增加体积接受超过 22Gy 的剂量会进一步增加闭塞率。所用等中心的数量根据瘘的类型、位置、大小及流量的三维一致性而不同[20]。平均最大剂量通常为 40～50Gy[19]。必须注意对附近关键神经元的过量辐射。在颈动脉海绵窦瘘的情况下，最大视神经点剂量不应超过 11Gy，平均视神经剂量（在未接受放射治疗的患者中）应≤8Gy。

三、典型病例

病例 1

60 岁男性，出现头痛，影像发现其患有完全由左脑膜后动脉分支供血的小脑幕 dAVF，Cognard 分级 Ⅰ 级。动静脉瘘使鼻窦静脉扩张。使用 Leksell GammaPlan 软件（图 10-1）将磁共振成像与血管造影相结合，以 23Gy 的边缘剂量和 43Gy 的最大剂量（靶体积 1.0cm^3）靶向瘘点部位。36 个月的 DSA 随访显示完全闭塞（图 10-2）。

病例 2

75 岁女性，出现搏动性耳鸣，随后转诊进行血管造影检查。DSA 显示 dAVF 伴左横窦引流和皮质静脉反流，Cognard 分级 Ⅱ b 级，其被转诊行 SRS。放射外科治疗时的成像包括选择性颈外动脉造影和磁共振成像（图 10-3）。靶体积 1.9cm³，瘘点部位的边缘剂量为 23Gy，最大剂量为 46Gy。

四、后续策略

SRS 后 dAVF 消失的潜伏期通常为 1~3 年[20]。考虑到这一点，通常会计划在放射外科术后 6 个月内进行首次临床和影像学（MRI）随访。在此之后，每年进行一次随访，并进行完整的神经系统评估和磁共振成像。如果 SRS 后 2~3 年成像提示 dAVF 完全闭塞，则进行脑血管造影以确认闭塞。一般来说，DSA 是首选方法，因为 CTA 在证实闭塞结果方面存在不确定性。

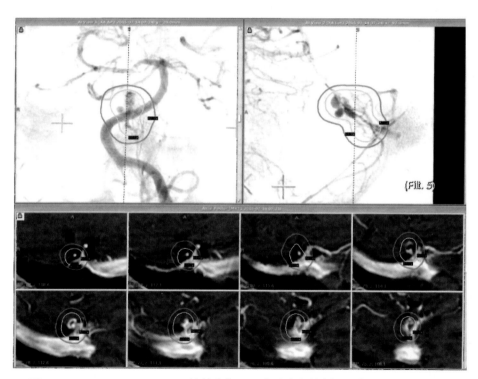

▲ 图 10-1　Leksell GammaPlan 软件中伽马刀立体定向放射外科规划图，图中显示硬脑膜动静脉瘘（dAVF）的脑血管造影。下面显示连续的轴向细切对比增强磁共振 T_1 加权像。GammaPlan 软件包含脑血管造影和 MRI，显示的 50% 等剂量线（黄色）覆盖了所有面板中的目标体积。在本例中，边缘剂量为 23Gy，最大剂量为 43Gy，目标体积为 1.0cm³

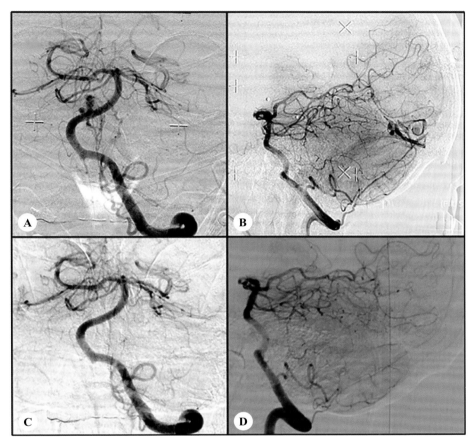

▲ 图 10-2　放射外科手术时的血管造影术前正位（**A**）和侧位（**B**）图像，显示左侧脑膜后动脉供血的硬脑膜动静脉瘘（**dAVF**），Cognard 分级Ⅰ级；立体定向放射外科 36 个月后的血管造影（**C** 和 **D**），显示完全闭塞

五、临床和血管造影结果

大多数 SRS 治疗 dAVF 的疗效研究都将血管造影闭塞[21, 22] 和（或）症状改善作为关注的结果[6, 23]。然而，治疗高风险和低风险 dAVF 的理由明显不同。对于高危瘘的治疗目标是预防出血和（或）NHND。对于低风险瘘，治疗的目标是症状改善。因此，作者认为，结果应该按照治疗的目标进行分层。

关于放射外科术后的闭塞率，最近的多中心研究数据显示，放射外科后 3 年、5 年、7 年和 10 年的闭塞率分别为 41%、61%、70% 和 92%。本研究中预

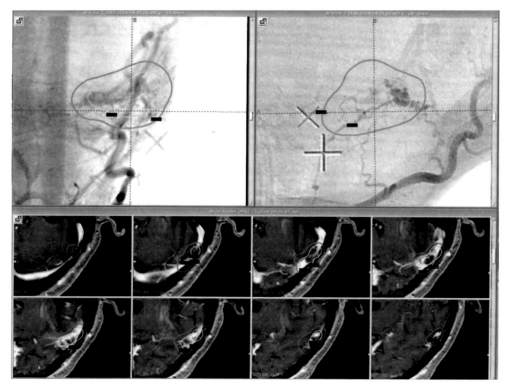

▲ 图 10-3　**Leksell GammaPlan** 软件中伽马刀立体定向放射外科规划图。图中显示的 **50%** 等剂量线（黄色）覆盖了所有面板中的目标体积。在本例中，边缘剂量为 **23Gy**，最大剂量为 **46Gy**，目标体积为 **1.9cm³**

测闭塞的因素包括有无静脉扩张、颈内动脉海绵窦瘘的位置和女性[22]。据报道，SRS 后闭塞的其他预测因素包括病变的位置[24]、低风险 dAVF[12, 25]、体积小的病变[25]。详细说明闭塞预测因素的报道各不相同，有时也存在差异；如有报道称病变位置与高闭塞率息息相关，而其他报道没有将 dAVF 位置与闭塞率联系起来。同样，在之前的一些报道中，性别与闭塞率无关[12, 25]，但在一项多中心联合研究中，性别是闭塞率的独立预测因素[22]。

根据作者的经验，与其他预后因素相比较，患者的选择对预后有着更大的影响，SRS 对高流量 dAVF（如直接型 CCF 或伴有静脉扩张的 dAVF）作用不大。这可能与这些患者病灶大有关，这可能会增加准确定位的难度；事实上，据报道，较大的病灶与 SRS 术后病灶难以闭塞独立相关[26]。静脉扩张可能静脉压力更高，因此可能会阻碍放射性管腔闭合。许多研究表明，不伴有 CVD 的 dAVF 患者在 SRS 后的血管造影闭塞率高于伴有 CVD 的 dAVF 患者[21, 25]，这也可能与 CVD 的瘘口流量大有关。

没有皮质静脉反流的 dAVF 不会有出血或 NHND 的风险，并且很少会演变为皮质静脉反流[8, 27]。因此，对患者和医生而言，治疗这些病变的意义是缓解症状，而不是影像学的完美。对文献中可靠数据分析，耳鸣患者的症状改善率约为 98%，颈内动脉海绵窦瘘引起的眼部症状改善或缓解率为 90%～96%[23]。

六、SRS 术后出血率

对既往的高危和低危 dAVF 患者放射外科治疗的疗效分析，以前的报道显示，dAVF 患者 SRS 治疗后出血率为 0.4%～5.0%[12, 21, 28-30]。然而，根据不同治疗目标术前进行手术风险评估分析，从国际联合研究（包括作者所在机构的研究）得出的数据中，汇总放射外科术后出血率，每年约为 0.8%，对于 Borden Ⅱ～Ⅲ型高危 dAVF 的出血率为 1.45%，对于 Borden 分级 Ⅱ～Ⅲ 型低危 dAVF 的出血率极低（报道为 0%）[31]。因为绝大多数高危的患者（伴有出血或 NHND）通过介入或手术治疗，这些接受 SRS 治疗的高危患者可能反映了一部分患者的预后存在偏倚，这些患者要么不能耐受外科手术干预，要么存在以前对介入和（或）外科手术治疗难以治愈的瘘口，这可能会使结果产生偏倚。

来自一组最大的研究数据显示，患者 SRS 治疗后出血率较低，甚至是伴有 CVD 的低危 dAVF 与高危 dAVF（在 444 例患者年随访中，年出血率分别为 0% 和 3.0%，P=0.003）[6]。因此，对于低危患者来说，尽管伴有 CVD，放射外科治疗仍是治疗 dAVF 的重要组成部分。

结论

SRS 是 dAVF 的多种治疗方法中的一种有效方法，特别是对于低危 dAVF 患者、不适合介入或外科手术治疗的患者、能够耐受症状延迟缓解的患者，以及不适合其他治疗方式的患者。

参考文献

[1] Awad IA, Little JR, Akarawi WP, Ahl J. Intracranial dural arteriovenous malformations: factors predisposing to an aggressive neurological course. *J Neurosurg* 1990;72(6):839–50.

[2] Gross BA, Du R. Surgical treatment of high grade dural arteriovenous fistulae. *J Clin Neurosci* 2013;20(11):1527–32.

[3] Liu JK, Dogan A, Ellegala DB, et al. The role of surgery for high-grade intracranial dural arteriovenous fistulas: importance of obliteration of venous outflow. *J Neurosurg* 2009;110(5):913–20.

[4] Chandra RV, Leslie-Mazwi TM, Mehta BP, et al. Transarterial onyx embolization of cranial dural arteriovenous fistulas: long-term follow-up. *AJNR Am J Neuroradiol* 2014;35(9):1793–7.

[5] Strom RG, Botros JA, Refai D, et al. Cranial dural arteriovenous fistulae: asymptomatic cortical venous drainage portends less aggressive clinical course. *Neurosurgery* 2009;64(2):241–7 [discussion 247–8].

[6] Tonetti DA, Gross BA, Jankowitz BT, et al. Reconsidering an important subclass of high-risk dural arteriovenous fistulas for stereotactic radiosurgery. *J Neurosurg* 2018;130(3):972–6.

[7] Soderman M, Pavic L, Edner G, Holmin S, Andersson T. Natural history of dural arteriovenous shunts. *Stroke* 2008;39(6):1735–9.

[8] Gross BA, Du R. The natural history of cerebral dural arteriovenous fistulae. *Neurosurgery* 2012;71(3):594–602 [discussion 602–3].

[9] Bulters DO, Mathad N, Culliford D, Millar J, Sparrow OC. The natural history of cranial dural arteriovenous fistulae with cortical venous reflux—the significance of venous ectasia. *Neurosurgery* 2012;70(2):312–8 [discussion 318–9].

[10] Niranjan A, Lunsford LD. Stereotactic radiosurgery guidelines for the management of patients with intracranial dural arteriovenous fistulas. *Prog Neurol Surg* 2013;27:218–26.

[11] Pollock BE, Nichols DA, Garrity JA, Gorman DA, Stafford SL. Stereotactic radiosurgery and particulate embolization for cavernous sinus dural arteriovenous fistulae. *Neurosurgery* 1999;45(3):459–66 [discussion 466–7].

[12] Cifarelli CP, Kaptain G, Yen CP, Schlesinger D, Sheehan JP. Gamma knife radiosurgery for dural arteriovenous fistulas. *Neurosurgery* 2010;67(5):1230–5 [discussion 1235].

[13] Friedman JA, Pollock BE, Nichols DA, Gorman DA, Foote RL, Stafford SL. Results of combined stereotactic radiosurgery and transarterial embolization for dural arteriovenous fistulas of the transverse and sigmoid sinuses. *J Neurosurg* 2001;94(6):886–91.

[14] Lewis AI, Tomsick TA, Tew Jr JM. Management of tentorial dural arteriovenous malformations: transarterial embolization combined with stereotactic radiation or surgery. *J Neurosurg* 1994;81(6):851–9.

[15] Link MJ, Coffey RJ, Nichols DA, Gorman DA. The role of radiosurgery and particulate embolization in the treatment of dural arteriovenous fistulas. *J Neurosurg* 1996;84(5):804–9.

[16] Yang HC, Kano H, Kondziolka D, et al. Stereotactic radiosurgery with or without embolization for intracranial dural arteriovenous fistulas. *Neurosurgery* 2010;67(5):1276–83. discussion 1284–5.

[17] Piippo A, Niemela M, van Popta J, et al. Characteristics and long-term outcome of 251 patients with dural arteriovenous fistulas in a defined population. *J Neurosurg* 2013;118(5):923–34.

[18] Oh JT, Chung SY, Lanzino G, et al. Intracranial dural arteriovenous fistulas: clinical characteristics and management based on location and hemodynamics. *J Cerebrovasc Endovasc Neurosurg* 2012;14(3):192–202.

[19] Koebbe CJ, Singhal D, Sheehan J, et al. Radiosurgery for dural arteriovenous fistulas. *Surg Neurol* 2005;64(5):392–8. discussion 398–9.

[20] Yang HC, Lee CC, Pan DHC, Chung WY. Radiosurgery for dural arteriovenous fistulas. *Prog Neurol Surg* 2019;34:248–59.

[21] Chen CJ, Lee CC, Ding D, et al. Stereotactic radiosurgery for intracranial dural arteriovenous fistulas: a systematic review. *J Neurosurg* 2015;122(2):353–62.

[22] Starke RM, McCarthy DJ, Chen CJ, et al. Evaluation of stereotactic radiosurgery for cerebral dural arteriovenous fistulas in a multicenter international consortium. *J Neurosurg* 2019;1–8.

[23] Tonetti DA, Gross BA, Jankowitz BT, et al. Stereotactic radiosurgery for dural arteriovenous fistulas without cortical venous reflux. *World Neurosurg* 2017;107:371–5.

[24] Yang H, Kano H, Kondziolka D, et al. Stereotactic radiosurgery with or without embolization for intracranial dural arteriovenous fistulas. *Prog Neurol Surg* 2013;27:195–204.

[25] Hanakita S, Koga T, Shin M, Shojima M, Igaki H, Saito N. Role of Gamma Knife surgery in the treatment of intracranial dural arteriovenous fistulas. *J Neurosurg* 2012;117(Suppl):158–63.

[26] Yen CP, Ding D, Cheng CH, Starke RM, Shaffrey M, Sheehan J. Gamma Knife surgery for incidental cerebral arteriovenous malformations. *J Neurosurg* 2014;121(5):1015–21.

[27] Satomi J, van Dijk JM, Terbrugge KG, Willinsky RA, Wallace MC. Benign cranial dural arteriovenous fistulas: outcome of conservative management based on the natural history of the lesion. *J Neurosurg* 2002;97(4):767–70.

[28] Park KS, Kang DH, Park SH, Kim YS. The efficacy of gamma knife radiosurgery alone as a primary treatment for intracranial dural arteriovenous fistulas. *Acta Neurochir* 2016;158(4):821–8.

[29] Soderman M, Edner G, Ericson K, et al. Gamma knife surgery for dural arteriovenous shunts: 25 years of experience. *J Neurosurg* 2006;104(6):867–75.

[30] Wu HM, Pan DH, Chung WY, et al. Gamma Knife surgery for the management of intracranial dural arteriovenous fistulas. *J Neurosurg* 2006;105(Suppl):43–51.

[31] Starke RM, McCarthy DJ, Chen CJ, et al. Hemorrhage risk of cerebral dural arteriovenous fistulas following Gamma Knife radiosurgery in a multicenter international consortium. *J Neurosurg* 2019;1–9.

相　关　图　书　推　荐

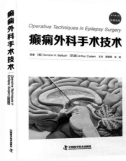

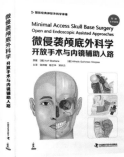

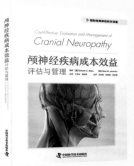

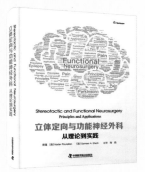

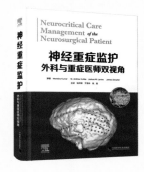

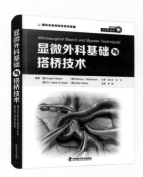

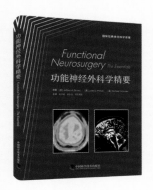

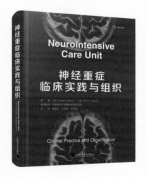

出版社官方微店